Haug

100 Fälle aus der homöopathischen Praxis

Zeugnisse homöopathischen Heilens

Herausgegeben von Eugene B. Nash

Aus dem Amerikanischen übersetzt von Günter-Joachim Neumann;
unter Mitarbeit von Dr. med. Thomas Schreier

Karl F. Haug Verlag · Stuttgart

Die Deutsche Bibliothek – CIP-Einheitsaufnahme

Ein Titeldatensatz für diese Publikation ist bei
Der Deutschen Bibliothek erhältlich.

Titel der amerikanischen Originalausgabe: The Testimony of the Clinic.

ISBN 3-8304-7118-1

Umschlaggestaltung: Thieme Verlagsgruppe, Stuttgart
Satz: Strassner ComputerSatz, Leimen
Druck und Verarbeitung: Gulde-Druck, Tübingen

Widmung

Allen Ärzten aller medizinischer Schulen,
die aufrichtig bereit sind, sich von der Wahrheit des
Similia similibus curentur überzeugen zu lassen.

Inhalt

Vorwort des Übersetzers

In der Homöopathie ist es hinreichend bekannt, dass Hahnemann kein Freund von Kasuistiken war. Seinen Freunden zuliebe ließ er sich „gnädigst" herbei, wie er im 2. Band seiner reinen Arzneimittellehre berichtete, zwei der „kleinsten Fälle" mitzuteilen, aber ja nicht mehr. Im übrigen, fügte er hinzu, Beispiele von solchen Heilungen mitzuteilen, sei schwierig zu erfüllen und es brächte auch keinen großen Gewinn. Jeder Fall sei einzigartig und speziell, was ihn von jedem anderen Fall unterscheide und komme für die Behandlung anderer, selbst ähnlich gelagerter Fälle, nicht in Betracht.

Heute haben wir über Wert und Unwert von Fallbesprechungen eine andere Auffassung. Wir brauchen nur an Dr. Eichelbergers vier Bände „Klassische Homöopathie" mit ihren über tausend Krankheitsfällen zu denken; wer sie durcharbeitet, geht mit segensreicher Sicherheit an die Herausforderungen der täglichen Praxis heran.

Hahnemann hatte allerdings mit seiner Skepsis nicht so ganz unrecht. Keine Migräne gleicht der anderen und deren Ursachen liegen auch nicht immer im Kopf. Der „Kent" führt 95 Mittel für Lungenentzündung auf und wer etwa in einem Fall mit *Carbo vegetabilis* einen Heilerfolg aufzuweisen hatte und würde nun meinen, dieses Mittel gelte für alle Pneumonien, läge falsch.

Aber darum geht es ja auch gar nicht. Jeder, der sich überhaupt ernsthaft mit Homöopathie befaßt, weiß um diese Dinge, weil er als erstes die vollkommen andere Auffassung vom Krankheitsgeschehen erfährt. Im Übrigen bringt Nash genügend Beispiele dafür, dass Routinedenken keinen Erfolg bringt.

Sein Anliegen in der Auswahl seiner „100 Fälle aus der homöopathischen Praxis" war offenbar, sich nicht nur an homöopathische Kollegen zu wenden, sondern auch an die Kollegen der „anderen Fakultät". Er machte deshalb die gewichtigen Unterschiede zwischen „Alter Schule" (also Schulmedizin) und Homöopathie. Es war zu Nashs Zeiten nicht anders als heute – die meisten kranken Menschen fanden erst zur Homöopathie, nachdem der Gang zur Schulmedizin ohne Heilerfolg war. Der größte Teil der geschilderten Fälle zeugt dafür. Die eigenen Kollegen wies er immer wieder auf Fehler hin, die einen Heilvorgang unnötig verlängern, wenn z.B. die Anamnesen nicht gründlich genug durchgeführt werden.

Was die Krankheitsnamen in den Überschriften der Fälle betrifft, so könnten in vielen auch andere Namen stehen, denn klinische Diagnosen schulmedizinischen Musters zeigen nur die zeitliche Endphase einer Krankheit und nicht die Krankheit selbst, geschweige denn ihre eigentliche Ursache. Wie so oft lernen wir auch hier das meiste aus den Fehlern, um in jeder Hinsicht immer noch sicherer zu werden.

Ein Wort noch zu den Potenzen: Nash und Kent sowie alle zeitgenössischen Homöopathen wussten noch nichts von den LM-(Q-)Potenzen.

Sie verwendeten ausschließlich C-Potenzen. Nur Hering setzte eine Zeitlang D-Potenzen ein, kehrte aber, so weit mir bekannt, später wieder zu den C-Potenzen zurück. Nachfolgend wird die Potenzstufenfolge aufgeführt, die in den USA, in England, z.T. aber auch im deutschen Sprachraum, verwendet wird:

C 30; C 100; C 1000 = M; C 10 000 = XM; C 50 000 = LM; C 100 000 CM; C 500 000 = DM; C 1 000 000 = MM

Ich nehme an, dass die in den Fallbeispielen erscheinenden Zwischenwerte daher rühren, daß diese enorm hohen Potenzen zum Teil mit selbst gebauten Potenzmaschinen hergestellt wurden, bei denen sich offensichtlich die Anzahl der Schüttelschläge noch nicht genau einstellen ließ.

Zur Übersetzung möchte ich noch etwas hinzufügen. Es ist leichter einen „echten" Engländer zu übersetzen, wie z.B. Compton Burnett, John Henry Clarke oder gar die beiden Ladies Margaret Tyler und Margery Blackie mit ihrem wunderbaren „Dickens"-Englisch. Unter den alten homöopathischen Autoren Amerikas sind aber selten „Echte" zu finden. Die meisten kommen aus Deutschland, Frankreich, Italien,

Polen und Irland usw. Sie haben zwar alle Englisch gelernt, dachten aber gewiß viel in ihrer Heimatsprache und übertrugen das Gedachte so gut es eben geht ins Englische. Da ich allein schon bei meinem Wörterbuch mit beiden Sprachtypen (jedenfalls im Rahmen der Homöopathie) in Berührung kam, hoffe ich, alle Autoren weitgehendst richtig getroffen zu haben. Ich lasse mich aber gern belehren.

Gütersloh, Januar 2002 *Günter-Joachim Neumann*

Vorwort

Ich glaube, den Iren wird das Sprichwort zugeschrieben: „Man prüft einen Pudding, indem man ihn isst." In diesem Sinne liegt der Beweis der Wahrheit des homöopathischen Heilsystems in seiner Anwendung zur Heilung kranker Menschen. Das Thema dieses Buches mit dem Titel „100 Fälle aus der homöopathischen Praxis" ist es, diese Beweise zu liefern.

Die drei Grundprinzipien unserer Heilkunst sind:

1. Das ähnliche Mittel.
2. Das Einzelmittel.
3. Die kleinste Gabe.

Das ähnliche Mittel

Dem ersten Grundprinzip, welches in dem Ausspruch des Meisters „Similia similibus curentur" zum Ausdruck kommt, werden alle, die sich zur Homöopathie bekennen, zustimmen. Doch sogar hierbei gibt es einige, welche die Forderung stellen, dass die Ähnlichkeit zwischen der Arznei und der Krankheit bis zu den pathologischen Veränderungen des erkrankten Gewebes gehen müsse, um dieses Prinzip anwenden zu können.

Wenn dem so wäre, würden wir in zweierlei Hinsicht erheblich lahmgelegt:

1. Wir wären (in vielen Fällen) nicht in der Lage unsere Mittel früh genug einzusetzen, um Leben zu retten.
2. Die Arzneimittelprüfungen müssten bis zum Eintreten des Todes oder bis kurz davor durchgeführt werden, um zu perfekten Ähnlichkeiten zu kommen.

Glücklicherweise ist dies *nicht* notwendig, wie überreiche Erfahrungen gezeigt haben.

Jede Krankheit hat ihre Anfangsstadien, welche jenem Stadium vorangehen, bei dem sich so genannte pathologische Veränderungen zeigen.

Die Homöopathie begegnet der Symptomatologie dieser Zustände mit Arzneien, welche in ihrer Pathogenese den Symptomen entsprechen, und kann auf diese Weise *verhindern,* dass sich die Krankheit bis zu pathologischen Erscheinungen entwickelt, oder sie kann den Patienten, soweit Heilung überhaupt möglich ist, von beidem *heilen*, von der Symptomatologie und der Pathologie. Wie Hahnemann sagen würde: „Die dynamische (geistartige) Kraft der Krankheit trifft auf eine ähnliche Kraft, die dem Mittel innewohnt, und wird besiegt."

Diese Wahrheit zusammen mit der anderen Wahrheit, dass sich die Symptome des Heilmittels und der Krankheit entsprechen, ermöglicht eine solch *frühe* Anwendung der Heilmittel. Damit überragt unser System alle anderen bekannten Therapiesysteme.

Es befasst sich mit den Anfängen oder ersten Erscheinungen einer Krankheit und erstickt alle Prozesse im Keim, die zu dem führen, was *nur* vom Pathologen allein als die Krankheit erkannt werden kann.

Wenn die Mittel die Symptome des Patienten auf eine andere Weise abdecken, müssen wir die Arzneimittelprüfungen beispielsweise nicht erst bis zum Entstehen des Klebs-Loeffler-Bazillus der Diphtherie oder der Pneumokokken der Lungenentzündung treiben, bevor wir sie anwenden können. Das bedarf keines Beweises, denke ich. Mir ist keine Prüfung von *Bryonia* oder *Sulphur* bekannt, welche die Ergüsse in den Gelenken oder im Rippenfell hervorgebracht hat, für die beide so wirksam sind, wenn die anderen Symptome passen. Unsere Symptomatologie, die pathogenetische wie die klinische, behält ihren Stellenwert und dabei wird es bleiben. Und lassen Sie mich gerade hier, „damit wir es nicht vergessen", sagen, dass ich bei der Auswahl der Fallbeispiele für dieses Buch sowohl klinisch beobachtete Symptome als auch Symptome aus den tatsächlichen Prüfungen großzügig verwendet habe. Dies geschah, weil ich glaube, dass besonders mit höheren Potenzen wiederholt geheilte Symptome bei den Arzneiprüfungen aufgetreten wären, wenn man sie lange genug durchgeführt hätte. Das hat sich in vielen Fällen bestätigt. Solche klinisch gewonnenen Symptome sind, wie Vater Hering zu sagen pflegte, durch „Sturzgeburt“ entstanden. Nun zu unserem zweiten Grundprinzip:

Das Einzelmittel

Wer Mittel im Wechsel oder in Kombination gibt, wird hier „kritisch aufhorchen“. Ich kann keinen Unterschied erkennen zwischen diesen und den Polypharmazeuten der alten Schule. Ich weiß von einem Mann, der beteuerte „einer der Unsrigen“ zu sein, welcher eine Standardverschreibung gegen Gonorrhoe hatte – eine Kombination von 21 Mitteln. Wie wäre es mit einer Kombinationspille?

Wären von zusammengesetzten Mitteln *Prüfungen* gemacht worden, wie z.B. von *Mercurius iodatus flavus* oder *Mercurius iodatus ruber* (die gewisserweise zusammengesetzte Mittel sind), dann wäre deren Verschreibung wissenschaftlich korrekt.

Man sollte sich daran erinnern, dass solche Kombinationen zwar einige der charakteristischen Wirkungen jedes einzelnen chemischen Bestandteils aufweisen, aber auch ganz eigene Besonderheiten entwickeln. Damit kann, wie ich denke, niemand behaupten, dass Kombinationspillen zu gleicher Zeit alles abdecken, was für jeden Bestandteil alleine üblich ist. Und dies trifft hauptsächlich für alle Kombinationen zu, die in dieser Zusammensetzung *nicht* geprüft wurden. Mittel, die nicht zusammen geprüft wurden, müssen gegenseitig ihre Wirkungen modifizieren, ändern und stören, entsprechend ihrer eigenen Pathogenese. Dass sich Mittel gegenseitig ergänzen, wird hier nicht in Zweifel gezogen. Dies ermöglich uns manchmal, wie Dr. Lippe zu sagen pflegte, Fälle, für welche das perfekte Simillimum noch nicht gefunden wurde, im Zickzackkurs zur Heilung zu bringen. Nun zum dritten Prinzip:

Die kleinste Gabe

Es hat viel Streit gegeben um die Frage „Was ist die kleinste Gabe?”. Ein Autor schrieb: „Die kleinste Gabe ist diejenige, die gerade genügt, um zu heilen, nicht mehr und nicht weniger”, und er fügte hinzu, „niemand behauptete jemals oder kann behaupten, dass dies heißen muss, die unendlich kleinste Gabe überhaupt.”

Diese Definition könnte einen Einspruch herausfordern, denn sie würde die Gabengröße auf *heilbare* Fälle beschränken, wohingegen die kleinste Gabe auch bei unheilbaren Fällen zur Linderung der Beschwerden eingesetzt werden kann.

Wenn wir Krankheiten heilen, so *kennen* wir den *Modus operandi* der Arzneien nicht. Aber wir wissen, so gut man es nur wissen kann, dass unter dem Einfluss der verordneten Mittel die Gesundheit des Kranken wiederhergestellt wird. Wir wissen auch, dass sie sehr genau verordnet werden müssen. Die Arznei, die in der Lage ist zu heilen, kann, falsch angewendet, töten statt heilen. Dies ist eine Sache von Erfahrung und Beobachtung. Lassen Sie uns für einen Moment einen Rückblick auf die Experimente eines der besten Beobachter werfen, der je gelebt hat.

„Als Hahnemann die Richtigkeit des homöopathischen Ähnlichkeitsgesetzes erkannte, wandte er bei seinen ersten Versuchen rohe Arzneien in verhältnismäßig kleinen Gaben an, kleinere Gaben als die allgemeine medizinische Schule gewöhnlich verschrieb. Er fand jedoch, dass diese verhältnismäßig kleinen Gaben, wenn sie in Übereinstimmung mit dem Ähnlichkeitsgesetz angewendet wurden, derart heftige Verschlimmerungen der Leiden verursachten, dass er nach Mitteln suchen musste um diese Erschwernis zu verhindern. Einzig aus diesem Grunde flüchtete er sich *anfangs* in das, was er „Verdünnung“ oder vielmehr eine bloße Teilung von Mengen nannte.“

Dieser Prozess des Teilens, später durch Verschütteln und Verreiben, führte allmählich zu einer anderen Entdeckung, nämlich dass hierdurch bislang unbekannte Kräfte auftraten, und deshalb wurde er „Potenzierung" genannt. Beispiele dieser Art gibt es reichlich. *Carbo vegetabilis, Natrum muriaticum, Lycopodium, Silicea* usw. sind einige davon. Nun fragen wir, welche *Potenz*, anstatt welche Dosis, sollen wir verwenden? Nachdem wir nun soweit gekommen sind, können wir der Dosis oder der Potenz, die niedrig sein sollen, eine Grenze setzen?

Wenn ich es wagen sollte, eine Definition der kleinsten Gabe zu geben, so könnte ich sagen: „Es ist die Gabe der Arznei, als Urtinktur oder potenziert, welche in der Lage ist, den Patienten ohne unnötige Verschlimmerung zu heilen." Ich pflegte meinen Schülern im College zu sagen, dass sich derjenige, welcher sich nur auf die hohen oder niedrigen Potenzen einengt, in seinen Möglichkeiten einengt, das Bestmögliche für seine Patienten zu tun. Wir dürfen uns in der Potenzwahl nicht auf die „beweisbare Teilbarkeit der Materie" beschränken, sondern wir können und sollen uns die ganze Skala zu Nutze machen, von den rohen unbehandelten Heilmitteln bis hinauf zu den höchsten Potenzen eines Fincke, und die Ergebnisse gemäß der feinsten aller Prüfungen, der *physiologischen*, abwarten.

So habe ich für dieses Buch als Zeugnisse homöopathischen Heilens Fälle von guten Beobachtern und in allen Potenzgraden ausgewählt. Ich habe mich auf hundert Fälle beschränkt, zusammen mit meinen eigenen. Ich habe diese Fälle ausführlicher dargestellt als es Raue in seinem „Record" oder Hoyne in seinem „Clinical Therapeutics" taten, weil ich das für einen schwachen Punkt bei ihnen halte. Zudem sind diese Werke nicht mehr lieferbar und von denen, die in ihrer Arbeit auf dem neuen Stand sind, werden jeden Tag bessere Heilungen vollbracht. Es könnten noch Hunderte von Fällen berichtet werden um aufrichtige Forscher zu überzeugen. Es gibt Menschen, die nicht an „Moses und die Propheten" glauben. „Keinem würden sie glauben, selbst wenn einer von den Toten auferstünde." Für diese schreiben wir nicht. Wieder haben wir über 25 Mittel geschrieben und über Erfahrungen mit diesen von 51 verschiedenen Ärzten, denen respektvolles Zuhören gebührt.

Noch mehr ebenso fähige Menschen, ebenso gute Fälle, und ebenso nützliche Heilmittel könnten so abgehandelt werden. Man findet sie überall in unseren Journalen, vergangenen und gegenwärtigen, und sie stehen allen, die die Wahrheit wissen wollen, zur Einsicht bereit.

Mögen sie sich mehren. Die Homöopathie als eine Schule der Medizin wird je nach der Glaubwürdigkeit oder Unglaubwürdigkeit ihrer Schüler bestehen oder untergehen.

Port Dickinson, Binghamton, N.Y. *Dr. E. B. Nash*

100 Fälle aus der homöopathischen Praxis

Apis mellifica

Am 27. Oktober 1877 wurde ich mit Dr. Gulick zu einer Konsultation in Watkins, N.Y., gerufen, wo eine schwere Diphtherie-Epidemie ausgebrochen war. Jede Person, die angesteckt worden war, vierzig an der Zahl, war gestorben und vier weitere starben an diesem Tag. Alle Ärzte aller Schulen hatten einen oder mehrere Patienten verloren. Der homöopathische Arzt, zu dem ich zur Konsultation gerufen worden war, ein fähiger alter Mann von großer Erfahrung, sagte verzweifelt zu mir: „Doktor, ich liege vor jedem auf Knien, der mir helfen kann." In der Familie, zu der ich gerufen wurde, war ein Kind bereits gestorben und dieses zweite war offensichtlich auf dem Weg zu demselben Ende.

Fall 1: Diphtherie

Mädchen, 14 Jahre alt, blond, blaue Augen, nervöses Temperament. War seit einigen Tagen krank. Beim Blick in den Rachen fand ich die Tonsillen und das Zäpfchen stark angeschwollen, die Tonsillen so sehr, dass der Rachen schon fast völlig verschlossen war. Die Uvula hing herab *(sehr stark verlängert und wie ein Wassersack aussehend),* vor und in Richtung auf die Tonsillen. Der ganze Rachen zeigte ein ausgeprägtes *ödematöses Aussehen.* Beide Tonsillen waren mit gelblichen Membranen belegt, mit einem Ring derselben um die *Uvula.* Außergewöhnlich stinkender Atem. Die Nase war verstopft (der Atem konnte durch zwei Zimmer hindurch gehört werden), Schlucken war fast unmöglich wegen der starken Schmerzen, die in beide Ohren ausstrahlten Sie war erschöpft, unruhig, *warf sich hin und her,* schlaflos. Puls 130, Haut *abwechselnd heiß und trocken und dann wieder übermäßig schwitzend* (sehr charakteristisch für *Apis*). Hier war ein Fall, in welchem ein Mittel klar und perfekt *angezeigt* war. Der Kollege hatte *Belladonna, Mercurius iodatus flavus* und andere Mittel eingesetzt, die ihm bei vorangegangenen Epidemien nützlich gewesen waren. Aber sie konnten hier aus dem einfachen Grunde nicht helfen, weil die beiden Epidemien sich nicht ähnlich waren und verschiedene Mittel erforderten. Es wurde zweistündlich *Apis* C6 gegeben. Nach sechs Stunden sank der Puls auf 100, der Fortgang der Krankheit wurde sofort gestoppt und diese Besserung ging bis zur vollständigen Heilung, ohne dass Folgekrankheiten auftraten.

Es war das Mittel für den *Genius epidemicus* und heilte alle weiteren Fälle bis auf einen, bei welchem es zu spät gegeben wurde.

Bei einem Fall in einem Haus genau gegenüber in der Straße (in dem schon ein Kind gestorben war), wurde dasselbe Mittel in der C200 verordnet, worauf schnelle Genesung erfolgte. Es gab noch einen weiteren Fall, und der gute Doktor, bei dem ich das Gefühl hatte, dass er etwas verärgert war, weil er das damals noch ziemlich neue Mittel *Apis*[1] nicht gefunden hatte, stieß auf den Bericht von Dr. von Villiers Erfolg mit *Mercurius cyanatus*. Er zeigte ihn der Familie und schlug ihr vor dieses Mittel zu versuchen. Man weigerte sich und erklärte, das andere Mittel habe doch geholfen, wozu nun ein neues nehmen. Aber der Arzt bestand darauf mit der Begründung, dass er die Verantwortung trage. Er gab es und verlor diesen Fall. Er konnte sich das nie vergeben und die Familie konnte es auch nicht. Ich erwähne diesen Fall, um jedem klar zu machen, dass, ganz gleich, welchen Erfolg ein Mittel in der Vergangenheit hatte, die *Indikationen* vorhanden sein müssen, sonst wirkt es nicht. Jahr würdigte *Apis* in seinem *Vierzig Jahre Praxis*. Fetterhoff aus Pennsylvania bestätigte es bei einer dortigen Epidemie. Während dieser Epidemie in Watkins waren die C6, C30 und C200 Potenzen gleichermaßen erfolgreich. Kein Mittel hat ein so schnell erscheinendes und intensives Ödem im Rachen wie *Apis*. *Kali bichromicum* hat das Ödem der Uvula, aber sonst haben die beiden Mittel nicht viel gemeinsam. *(Nash)*

1 Von Hering geprüft und eingeführt. (Anm. d. Übers.)

Fall 2: Tonsillitis

Am Donnerstag, den 6. Januar 1881, wurde ich spät abends zu Mr. P. gerufen, 30 Jahre alt. Ich fand ihn an einer Tonsillitis leidend, die rechte Mandel war derart geschwollen und wund, dass das Schlucken von fester Nahrung und fast auch von Flüssigkeiten unmöglich war. Der ganze Rachen sah rot aus, und die Uvula war stark geschwollen. Der Patient beschrieb die Schmerzen als stechend, besonders beim Schlucken. Ich gab ihm *Hepar sulphuris* C30, alle zwei Stunden eine Gabe. Als ich ihn am nächsten Morgen besuchte, erfuhr ich, dass er eine ruhelose Nacht hatte und sich nicht besser fühle. Die Untersuchung des Rachens bei Tageslicht zeigte, dass das Zäpfchen wie ein Wassersack herunterhing, und er beschrieb den Schmerz als *„brennend, stechend"*. Ich gab ihm *Apis* 70 M (Fincke), einige Kügelchen in einem halben Glas Wasser aufgelöst, alle vier Stunden zwei Teelöffel. Am nächsten Morgen fand ich ihn nach einer guten Nachtruhe wohlauf, und er hatte ohne Schwierigkeiten gefrühstückt. Er bekam einige Körnchen *Sacch-l.* und begann einige Tage später wieder zu arbeiten.

(Dr. Hawley)

Fall 3: Vulvitis

Ein Herr sprach bei mir vor und bat mich, etwas für seine Frau zu verschreiben, die sehr beleibt war und sich seit drei oder vier Jahren jenseits der Wechseljahre befand. Sie hatte eine Schwellung der linken Schamlippe, die er als hart, heiß und von blauroter Farbe beschrieb. Die Seite und die Farbe bestimmten die Verschreibung, und die Patientin erhielt *Lachesis* C30 in Wasser, alle zwei Stunden eine Gabe. Das war am 13. Januar 1881.

Am 15. Januar berichtete der Mann nicht viel Veränderung, außer dass ihm das Labium nicht mehr so hart erschien. Die

Patientin erhielt *Lachesis* XM in Wasser, alle zwei Stunden eine Gabe. Am 17. Januar berichtete er, dass weniger Wundschmerz vorläge, aber die Schwellung größer geworden und die Hitze und Farbe unverändert seien. Ich gab *Lachesis* CM, alle vier Stunden eine Gabe. Am nächsten Tag sah ich die Patientin zum ersten Mal. Bei der Untersuchung fand ich, dass die Schwellung nicht, wie ich vermutet hatte, phlegmonös war. Sie war enorm groß und dabei ödematös, und beim Sitzen sehr schmerzhaft, mit einem *brennenden, stechenden* Schmerz. Das gab den Ausschlag für einen Wechsel zu *Apis* 70 M in Wasser, alle vier Stunden eine Gabe, welches den Fall in zwei Tagen zum Abschluss brachte.

(Dr. Hawley)

Anmerkung

Diese beiden Fälle zeigen, dass es selbst bei einem so guten Verordner wie Dr. Hawley geschehen kann, zunächst etwas Falsches zu verordnen. Beim ersten Fall lagen keine bohrend stechende Schmerzen vor („sticking“), sondern mehr fein stechende, wie von einem Insekt („stinging“) und das ödematöse Bild brachte die Klärung. Beim zweiten Fall wurde auf Grund von „Hörensagen” verschrieben. Die persönliche Untersuchung durch den Arzt zeigte die „nackte Tatsache” und das richtige Mittel heilte. Alle viel beschäftigten Ärzte geraten in solche Fehler und daraus folgende falsche Verordnungen, aber wenn das richtige Mittel an der Arbeit ist, versagt es nie, wenn Heilung möglich ist.

(Nash)

Fall 4: Typhus

Ich wurde zu Master Curtis, einem 12 Jahre alten Jungen gerufen. Sein 14-jähriger Bruder war auch krank und lag im selben Zimmer. Beide hatten Typhus. Ein noch älterer Bruder war gerade unter eklektischer Behandlung an Typhusblutung gestorben.

Der 14-jährige Bruder war von der abdominalen Form des Typhus befallen, die sich zwei Wochen lang in einer verhältnismäßig milden Form zeigte. Der Bauch war erheblich aufgetrieben, mit viel Kollergeräuschen und Flatulenz, aber keine gesteigerte Darmtätigkeit oder Durchfall. Er war schläfrig, aber wenn er erwachte, *stieß er mit den Füßen, schrie und war gewalttätig und widerspenstig*, obwohl nicht sehr delirant. Wegen dieses Zustandes erhielt er *Lycopodium* C 200 mit sofortiger Besserung, die bis zu seiner Gesundung voranschritt.

Der Zustand des 12-jährigen Jungen wurde nach der ersten Woche unter verschiedenen Mitteln, wie *Bryonia*, *Baptisia* XM immer schlimmer, bis sich folgende hartnäckig bleibende Symptome zeigten:

Stundenlang war der Junge völlig ohne Bewusstsein, sein *Kopf schnellte mit einem Schrei krampfartig* vom Kissen hoch, wand sich oder wurde in einem Halbkreis gedreht und fiel wieder hinab. Darauf folgte ein tiefer *Sopor, unterbrochen von durchdringendem Schreien*. Er hatte mehr als drei Wochen lang keine Darmtätigkeit, der Urin war spärlich und blieb einmal für 48 Stunden völlig aus.

Der Bauch war eingesunken, ausgehöhlt wie ein Boot. Die Pupillen waren weit geöffnet, ohne die geringste Reaktion auf helles Licht. Die Zunge war geschrumpft und derart gelähmt, dass er noch 10 Tage nach Wiederkehr des Bewusstseins kein Wort sagen konnte. Das erste Wort, das er aussprach, war *Maw* (Ma), das nächste *pawidge* (porridge). Während des intensiven wilden Deliriums und der Spasmen war das Gesicht sehr rot, während des Sopors blass. Hier war ein Fall, in dem zwei Mittel *zu verschiedenen Zeiten* gleichermaßen angezeigt erschienen und sie wurden so angewendet, wie es Hahnemann mit *Bryonia* und *Rhus toxicodendron* während seiner Typhusepidemie getan hatte. Während der zuerst beschriebenen Zustände wurde *Stramonium* eingesetzt, und wenn sie sich änderten *Apis*. Der Patient wurde unter der Anwendung dieser beiden Mittel vollständig geheilt.

(Nash)

Anmerkung
Dies ist die einzige Art von Wechselgaben bei Mitteln, die vom Standpunkt des *Similia similibus curentur* aus verteidigt werden kann.

Ich habe zwei ähnliche Fälle mit den gleichen Mitteln geheilt. In diesen Fällen zeigt die Erkrankung die zerebrale Verlaufsform. Es besteht wahrscheinlich ein Erguss in die Hirnhäute, der durch *Apis* beseitigt wird.

(Nash)

Fall 5: Hydrocephalus

Ein vier Jahre alter Sohn deutscher Eltern war von dem behandelnden Arzt als ein Fall von hoffnungslosem *Hydrocephalus* aufgegeben worden. Als ich ihn zum ersten Mal sah, lag der Junge auf dem Rücken, die Augen weit aufgerissen. Er schielte extrem, hatte erweiterte Pupillen und rollende Augäpfel ohne zu blinzeln. Es gab kein Anzeichen einer Sehleistung, wenn die Finger auf seine Augen zu bewegt wurden. Stechen mit der Nadel zeigte keine Gefühlsregung. Wenn Wasser in seinen Mund gegeben wurde, folgte kein Schluckversuch. Die linke Seite war seit zwei Tagen völlig regungslos, den rechten Arm und das rechte Bein bewegte er gelegentlich. Seit 48 Stunden hatte er kein Wasser gelassen, die Blasenregion zeigte jedoch eine leichte Schwellung. Medikamente hatten seit mehreren Tagen Verstopfung hervorgerufen. Zu Beginn der Erkrankung hatte der Junge über Schmerzen im Hinterkopf geklagt, *mit gelegentlichen, durchdringenden Schreien.* Zwei Tage zuvor waren ihm vom Nacken bis zur Lumbalregion mit *Canthariden* Blasen beigebracht worden, seither hatte er kein Wasser gelassen und gab keine Zeichen des Sehens, Hörens oder Fühlens. *Apis* C30. Nach fünf Tagen war er so weit wiederhergestellt, dass er mit einem Kopfpolster im Bett sitzen konnte; er bewegte beide Körperseiten gleich gut und seine Sinnesfähigkeiten waren wiederhergestellt.

(W. P. Wesselhoeft)

Diese wenigen Fälle zeigen den unbezweifelbaren Wirkungskreis von *Apis mellifica*: Es wirkt in hohen oder niedrigen Potenzen gemäß der Empfindlichkeit des Patienten, wobei seine Indikationen sind:

Subjektiv: *Brennende, stechende Schmerzen* (wie von Insekten), besonders an der Haut, den Schleimhäuten und den serösen Häuten.
Objektiv: *Ödeme* und *Wassersucht*, lokalisiert und allgemein.
Modalitäten: *Große Empfindlichkeit gegen Berührung.* Besserung durch *kalte Anwendungen oder kalte Luft.*
Sopor mit plötzlichen, gellenden, schrillen Schreien.
Wassereinlagerungen ohne Durst.
Krankheiten des rechten Ovars (links: *Lachesis*).
Haut abwechselnd trocken und schwitzend.
(Siehe meine *Leitsymptome.*)

Aurum metallicum

Im Februar 1906 wurde ich von einem angesehenen Spezialisten gebeten, den Fall eines Abszesses in der Stirnhöhle anzusehen und einen Rat zu erteilen. Er sagte, er hatte ihn operiert, der Abszess wollte aber nicht heilen, und er hoffe nun, dass irgend etwas getan werden könne, um den Heilungsprozess zu fördern.

Fall 6: Stirnhöhlenabszess

Eine 61-jährige Patientin, mager, dunkle, olivbraune Komplexion, blässlich. Stirnhöhlenabszess, ist operiert worden. Knoten oder Schwellungen des Periosts (Knie, Schienbein, Schlüsselbein), kleine Gelenke aufgetrieben. Diese Schwellungen sind schmerzhaft, empfindlich und bei Berührung sehr heiß. Die Patientin hat *viel Mercurius* eingenommen. Die

Eingeweide sind sehr verstopft, kleine schwarze Bällchen, wie Schafskot. Beklemmtes, erstickendes Gefühl, möchte *häufig einen langen Atemzug* tun. Sie weint viel und ist sehr melancholisch. Sie meint, es sei besser zu sterben und sich aus dem Weg zu schaffen, es ginge ihr nicht gut und es würde nie mehr werden.

Folgendes musste in die Überlegung mit einbezogen werden: Zuerst die chronische Vergiftung mit *Quecksilber*, zweitens die Lokalisation der Karies (Stirnhöhle), drittens die Depression. Ich empfahl *Aurum metallicum*, 6 Pulver der C200 (Boericke & Tafel), trocken auf die Zunge, mit jeweils einer Woche Abstand. Der folgende Brief belegt das Resultat:

E. B. Nash, M.D.

Mein lieber Doktor! Ich bin die Patientin von Dr. P. mit dem Stirnhöhlenabszess, die Sie im Februar in der Augenklinik in New York besucht haben. 18 Monate lang war die linke Stirnhöhle geöffnet und jeden zweiten Tag wurde behandelt. Was ich durchgemacht habe, können Worte nicht wiedergeben. Die Kanüle musste herausgenommen und ersetzt werden und ich konnte kein Cocain oder Anästhetika nehmen und so musste ich lächeln und es ertragen. Aber es bildete sich kein neues Gewebe. Im Januar ging ich wieder zu beiden Ärzten, Dr. P. und Dr. M. Sie sagten mir, es gebe keine Hoffnung für mich, es sei denn, ich würde mich einer schrecklichen Operation unterziehen, die mich für den Rest meines Lebens entstellen würde. Das verweigerte ich aber und als Sie dann kamen, um mich zu sehen, war ich *restlos* verzweifelt. Sie verordneten ein Mittel und nun nach 6 Wochen ist die Stirnhöhle ausgefüllt, die Wunde geheilt und heute bin ich ohne Pflästerchen. Ich habe nur 6 Pulver genommen. Für mich erscheint es wie ein Wunder. Ich hatte ja keine Hoffnung mehr. Ich bin nicht mehr so nervös und hatte nur noch zwei Alpträume, seit ich Ihr Medikament einnahm (bis dahin weckte ich alle paar Nächte das ganze Haus). Meine Verstopfung ist besser geworden, aber noch nicht so, wie es sein sollte. Die kleinen schwarzen Schafsmurmeln sind verschwunden. Der Stuhl ist nun hell gefärbt, klein, wie zerhackt oder abgebrochen, aber nicht jeden Tag. Jede kleine Anstrengung erzeugt einen profusen Schweißausbruch, aber ich bin jetzt kräftiger als damals, als Sie mich sahen und ich glaube, wenn ich weiter in Ihren Händen bleiben könnte, würde es mir bald noch besser gehen.

Ihre ergebene Mrs. F. H. L.

Dieser Fall ist in jeglicher Hinsicht sehr interessant, aber ich möchte die Aufmerksamkeit besonders auf die verwendete Potenz richten. So viele glauben, dass Gold und andere Metalle nicht über eine demonstrierbare materielle Teilbarkeitsgrenze hinaus potenziert werden können. Ich werde Gelegenheit haben, in meinen weiteren Fallberichten das Gegenteil zu zeigen.

(Nash)

Fall 7: Rheumatismus

Ein 13-jähriger Knabe, der sich beim Rollschuhlaufen überhitzt hatte, setzte sich auf einen Bordstein, um sich abzukühlen. Die Folge war eine schwere Erkältung mit allgemeinen Schmerzen. Daraufhin entwickelte sich ein Rheumatismus der Knie und Knöchel. Am nächsten Tag verließ er die Beine und griff die Schultern und Arme an. Von dort aus zog er wieder zurück zu den Füßen, die anschwollen. Entsprechend seiner Symptome hatte er *Bryonia, Lachnanthes, Ledum* usw. erhalten, aber zu dieser Zeit war ich einige Tage ans Haus gebunden und musste mich auf die vagen und unbestimmten Angaben der Eltern verlassen. Sie berichteten mir nun, dass, während die Anschwellungen der Füße zunahmen, das Rheuma verschwunden war, der Junge nun aber Schmerzen in der Brust habe. Diese behinderten seine Atmung und es war ihm unmöglich, einen langen Atemzug zu tun. Ich gab *Bryonia*, dann *Cimicifuga*, gemäß der Darstellung der Eltern, aber ohne ersichtlichen Erfolg; der Zustand des Jungen wurde immer schlimmer. Am sechsten Tag berichtete die Mutter, dass ihr Sohn derart schwach geworden sei, dass er kaum noch sprechen könne. Ich nahm sie in ein strenges Kreuzverhör. Neben anderen Dingen fragte ich sie, auf welcher Seite liegend die Schmerzen schlimmer seien. „Oh," erklärte die arme, einfältige Frau, „das habe ich vergessen Ihnen zu sagen: der Junge kann überhaupt nicht liegen. Fünf Nächte schon hat er nicht mehr gelegen. Er sitzt in einem Morrisstuhl[2]. Auf ihm sitzt er die ganze Nacht hindurch, vorwärts gebeugt, mit dem Kopf in Kinnbändern aus Handtüchern." Nun ging mir ein Licht auf. Nun wusste ich, dass ich es nicht mit einer Pleuritis zu tun hatte, sondern mit Herzrheuma. Ich eilte zu ihrer Wohnung. Als ich ins Zimmer trat, war ich über die erbärmliche Veränderung des Jungen, seit ich ihn vor sechs Tagen gesehen hatte, erschrocken. Das mühsame Nach-Luft-Schnappen konnte schon vor der Tür gehört werden. Die kleine Gestalt saß nach vorne gebeugt im Morrisstuhl, das Gesicht blau, zyanotisch, geschwollen, Füße und Knöchel geschwollen, groß wie Wassermelonen. Aber was mir am meisten auffiel, war das fürchterliche, sichtbare Klopfen der Karotiden, das quer durch den ganzen Raum zu sehen war. Nur unter großen Schwierigkeiten konnte ich sein Herz untersuchen; er konnte nicht die leiseste Berührung ertragen und bei jedem Versuch röchelte er: „Oh, Doktor, lassen Sie mir ein bisschen mehr Zeit." Endlich konnte ich gedämpfte, heftige Herzgeräusche ausmachen, als ob das Herz unter Wasser schlüge. Die Temperatur war 39,5°, trotzdem starker Schweißausbruch. Urin sehr spärlich, kein Durst, kein Appetit. Er hatte viele Nächte lang nur in kurzem Schlaf gelegen. Ich fürchtete, der Junge werde sterben. Es gab eine Zeit, da hätte ich die Herzsymptome mit *Aconitum* oder *Kalmia* behandelt und die Wassersucht mit *Apocynum* und was weiß ich noch was. Mit diesem Zickzackkurs wäre es entweder zu einer langsamen Heilung oder einem schnellen Tod gekommen. Aber glücklicherweise war ich seitdem klüger geworden. Ich wusste, dass all diese Symptome unter einem Mittel subsumiert werden, welches jeden Punkt genau abdeckt. Ich gab *Aurum* C 10, alle

2 Oxford Dictionary: Ein einfacher leichter Stuhl mit verstellbarer Rückenlehne; nach William Morris, engl. Dichter und Handwerker. (Anm. d. Übers.)

drei Stunden eine Gabe. Ich sah niemals eine prächtigere Heilung. Die erste Gabe erfolgte um 19 Uhr. Ich bat darum, mich in derselben Nacht um 23 Uhr anzurufen. Um 23 Uhr kam die Nachricht, „Louis ist nass vor Schweiß, lässt große Mengen Urin, und seine Atmung ist weniger anstrengend." Um 8 Uhr am nächsten Morgen teilten sie mir mit, dass er fast die ganze Nacht friedlich geschlafen habe, allerdings noch in der aufrechten Stellung mit der Kinnbinde. Diese Nacht konnte er sich im Stuhl zurücklehnen, und in der Nacht darauf konnte er im Bett liegen. Der Urin floss weiter in unglaublichen Mengen, der Schweiß regnete an ihm herunter, und die Schwellungen verschwanden. Sie sehen, was für ein tief wirkendes Mittel Gold ist, wenn es homöopathisch angezeigt ist. Der Bursche erholte sich rasch und völlig ohne eine andere Medikation. Er erhielt zuerst eine C 10, dann erhöhte ich die Potenz auf C 30, dann auf C 200. Bei dieser blieb ich, bis das arme geschundene kleine Herz wieder ganz normal arbeitete. Sie werden sich gewiss erinnern, dass jedes einzelne der oben genannten Symptome bei Hahnemann und Hering mit folgenden Worten beschrieben sind:

„Rheumatismus, der von Gelenk zu Gelenk springt und schließlich am Herzen festmacht. Hinlegen ist unmöglich, muss vorwärts gebeugt sitzen."

„Sichtbares Klopfen der Karotiden."

„Gesichtsfarbe zyanotisch, ringt nach Atem, kann kaum mehr als flüstern."

„Reichliches Schwitzen, wie bei Goldfieber."

„Schwellung der Füße und Glieder."

Ist das nicht das Bild des beschriebenen kleinen Jungen?

(Rauterberg)

Anmerkung

Ich meine, so ist es, und ich will noch hinzufügen, dass dies eine der besten Heilungen in der homöopathischen Literatur ist. Kein Routineverschreiber und kein „Hobbypathologe" würde jemals an dieses Mittel gedacht haben. Wer durch ein paar Heilungen wie diese nicht von der Wahrheit der Homöopathie überzeugt werden kann, ist, um mit Artemus Wand zu sprechen, *„ein Stumpfsinniger"*.

(Nash)

Fall 8: Depression

Mrs. E. D., 81 Jahre alt, kam am 20. März 1906 zu mir mit der folgenden Krankheitsgeschichte: Ihr Ehemann war plötzlich im Januar 1906 gestorben und seit dieser Zeit grübelt sie darüber nach. Niedergeschlagen, weinerlich, ruhelos, schlaflos, wehklagend, seufzend, voller Kummer und Gram, Brustbeklemmung in der Herzregion, verschlimmert durch Gram und Bewegung. Das Stethoskop offenbart aortalen Rückfluss. Die unteren Glieder leicht ödematös, sanguinisches Temperament, vorher sehr lebhaft, aber jetzt verzagt und gleichgültig gegenüber der Umgebung. Sie erhielt *Ignatia* M. Am 24. März ist die Brustbeklemmung unverändert. Sie spricht vom Sterben, will bei ihrem Mann sein. Große Schwermut. *Aurum* LM. Innerhalb einer Woche, nachdem die Patientin *Aurum* genommen hatte, wurde sie viel „verständiger und vernünftiger". Die Brustbeklemmung und die Ödeme verschwanden. Der Patientin geht es nun gut und sie kann wie eine vierzigjährige Frau wandern.

Hier sehen wir die Ähnlichkeit zwischen *Ignatia* und *Aurum*. Letzteres ist komplementär zu ersterem. Und doch war *Ignatia* nicht das Mittel für diesen Fall. Das unphilosophische Gemüt von *Ignatia* ist nicht das von *Aurum*. Kann der „pathologisch denkende Homöopath" uns sagen, ob das Mittel und die Dosis bei diesem Fall zur Zellstörung passen? Und welche Veränderungen gab es in ihren Hirnzellen, die sie vorübergehend verrückt werden ließen? Und wie viel Gold ist in *Aurum* LM zu finden?

(Dr. R. Del Mas)

Lycopodium

Fall 9: Diphtherie

F. Luce, ein 10 Jahre alter Junge, helle Komplexion, blondes Haar und blaue Augen. Ich sah ihn zunächst mit einem Frost, gefolgt von hohem Fieber. Heftige Kopfschmerzen und Schmerzen im Rücken und in den Gliedern. Puls 140. Beim Schlucken schmerzt der Rachen. Die Untersuchung ergibt eine starke Schwellung der *rechten Tonsille*, die von einer dicken gelben Membran bedeckt ist. Die linke Tonsille beginnt sich zu vergrößern. Sehr stinkender Atem. Die *Nase ist derart verstopft*, dass er mit geschlossenem Mund nicht atmen kann. Die Erkrankung schien *in der Nase zu beginnen* und abwärts zu steigen. Sehr ruhelos, schläft immer nur kurz und wenn er erwacht, *tritt er um sich, schreit und ist sehr widerspenstig*. Bei diesen Symptomen konnte nur ein Mittel in Frage kommen. *Lycopodium* XM in Wasser gelöst, alle zwei Stunden einen Teelöffel, bis der Junge mehr Ruhe fand, danach in längeren Abständen.

Am nächsten Tag hatte das Fieber nachgelassen, der kleine Patient schlief besser und länger, und die Bildung der gelben Membran schien unterbunden. In den nächsten beiden Tagen schien die Gesundung voranzuschreiten, als der Junge in einen angrenzenden Raum (die Küche) getragen wurde, wo die Türen oft offen standen. Das war am Morgen des vierten Tages. Am Nachmittag trat ein heiserer Krupphusten auf, der sich rasch bis gegen 21 Uhr verschlimmerte, als ich gerufen wurde. Ich fand das Kind aufrecht im Arm des Vaters sitzend, nach vorne gebeugt, die einzige Stellung, in der es in einem gewissen Grade von Annehmlichkeit atmen konnte. Die Atmung war äußerst schwierig und giemend. Häufiger Krupphusten und Erstickungsanfälle. Hinzu kam jetzt eine üppige wässrige oder besser fadenziehende, schleimige Ausscheidung aus der Nase mit sehr wässrigen Augen. Es war keine Vergrößerung der Membran zu sehen, aber offensichtlich hatte sie sich in den Kehlkopf ausgebreitet.

Kali bichromicum C30 in Wasser gelöst, jede Stunde eine Gabe bis zur Besserung, dann in längeren Abständen.

Vor Mitternacht trat Besserung ein, und der Fall wurde ohne Wechsel des Medikaments geheilt, abgesehen von ein paar Gaben *Causticum* C200, um die Unfähigkeit, laut zu sprechen, zu beheben.

Lycopodium hätte den Fall geheilt, wäre die Kälteeinwirkung nicht dazwischen gekommen.

Meine eigene kleine Tochter, 5 Jahre alt, hatte die gleichen Symptome, nur dass die Nasensymptome von Anfang an intensiver waren. Ein großes Stück einer Membran, die sich am hinteren Nasenausgang gebildet hatte, hing mit 2 1/2 cm Länge sichtbar herab. Die rechte Tonsille war stark geschwollen und mit einer Membran bedeckt. Sie wurde mit *Lycopodium* 6 M (Jenichen) geheilt, ein anderes Mittel wurde nicht benötigt. Das große Stück Membran, das postnasal herunterhing, löste sich am dritten Tag während des Schlafs vollständig ab. Es nahm ihr derart den Atem, dass ihre Mutter sie aus ihrem Bettchen riss, um sie vor dem Ersticken zu retten. Sie drehte das Kind mit dem Gesicht nach unten, aber die Membran wurde hinunter geschluckt. Kehlkopfsymptome gab es in diesem Fall nicht.

(Nash)

Anmerkung

Ich habe überdies einige ähnliche Fälle behandelt, manche von ihnen waren noch schwerer, aber ich will für sie hier keinen Platz verschwenden, sondern sie mit Fallgeschichten anderer Kollegen bestätigen.

(Nash)

Fall 10: Diphtherie

Miss A., 10 Jahre alt, Membranflecken von schmutzig weißer Farbe auf der rechten Tonsille. *Nase verstopft, kann nicht durch den Mund atmen.* Kopfschmerzen, hohes Fieber; der ganze

Körper schmerzt. Eine Gabe *Lycopodium* 6M führte die Heilung herbei.

(*Goodno*, Philadelphia)

Fall 11: Diphtherie

Master H., 7 Jahre alt. Eine Membran von gräulicher Farbe breitete sich von *rechts nach links* aus. *Nase verstopft mit wund machendem Schnupfen, Nasenatmung unmöglich.* Der Junge liegt mit offenem Mund und herausgestreckter Zunge da. Kopfschmerz auf der rechten Seite. Verstopfung. Fieber. *Alle Symptome schlimmer gegen 16 Uhr.* Eine Gabe *Lycopodium* XM heilte.

(Goodno)

Anmerkung

Dies sind vier Fälle von Diphtherie mit wohl bekannten Indikationen, alle mit *Lycopodium* geheilt. Ich könnte noch mehr Fälle zitieren, sowohl aus meiner Praxis als auch von anderen.

Fall 12: Husten

Husten durch Bronchialreizung. K., ein 14-jähriger Junge; auffallend schwächlich und mager, mit schwacher Muskelentwicklung, aber von sehr empfindsamem Gemüt und ausgezeichnetem Intellekt, dessen Mutter an Tuberkulose starb. Er hustet seit über einer Woche, trocken und heiser, Tag und Nacht, hustet auch im Schlaf. Morgens heftiger trockener Husten. Starke Abmagerung; Auskultation und Perkussion bringen keine Anzeichen einer ernsthaften Schädigung der Lungen. Atmung und Herztätigkeit abnorm schnell durch nervöse Erregung. *Lycopodium* C200, zwei Gaben, brachten sofortige Besserung mit nachfolgender, schneller Heilung. Dieselben Symptome konnten kurz danach in einem anderen Fall bestätigt werden (trockener Husten Tag und Nacht bei einem schwachen abgemagerten Knaben).

(C. Wesselhoeft)

Fall 13: Dyspepsie

Ein Maurer mit nervös-cholerischem Temperament. Seit einem Jahr leidet er unter *Dyspepsie*. Zwei Stunden nach dem Essen spuckt er es wieder aus, aber es ist nicht sauer. Schon ein paar Happen scheinen ihn bis zum Rachen zu *füllen*. Der Magen ist stark mit Blähungen aufgetrieben, was ihm viel Unbehagen verursacht. Verstopfung. Hat viel dumpfen Stirnkopfschmerz. Hat viele Abführmittel genommen, die ihm nicht gut bekamen. In diesem Krankheitsfall ist jedes Symptom mit Ausnahme des letzteren höchst charakteristisch für *Lycopodium* in seiner ganzen Pathogenese. Eine Verordnung in der C30 brachte eine vollkommene Heilung.

(Burt)

Anmerkung

Es könnten hier noch viel mehr Fälle dieses wundervollen Heilmittels, von dem die alte Schule nichts weiß, angeführt werden, aber das ist nicht das Thema dieses Werkes. Wir berichten hier für jedes Mittel nur einige wenige Fälle. In meinen Vorlesungen über Materia medica in New York gebe ich, nach gründlicher Besprechung eines Mittels in allen Einzelheiten, am Ende eine Zusammenfassung der sieben herausragendsten Symptome, um die sich alle übrigen scharen. Dieses war die

Zusammenfassung für *Lycopodium*:

1. Mager, schmales Gesicht, gefurcht oder runzelig; dunkle, blässlich gelbe Personen.
2. Viel Flatulenz, meist im unteren Abdomen, mit viel Windkollern, meist nach unten drückend.

3. Harnsaure Diathese, roter Sand in klarem Urin.
4. Rechtsseitige Beschwerden, die oft nach links wandern.
5. Sattheit oder Hunger, aber schnell „voll“ und nach dem Essen aufgebläht.
6. Verschlimmerung zwischen 16 und 20 Uhr (das große Charakteristikum).
7. Reizbares Gemüt, zornig oder bedrückt, weinend oder stumpfsinnig; drohende Parese.

Hätte ich mich nicht auf sieben beschränkt, könnte ich noch hinzufügen:

1. Aufdecken > (*Silicea* umgekehrt).
2. > durch warme Getränke.
3. Plötzliches Auftreten der Symptome (Hautröte, Schmerzen, Sättigung).
4. Gefühl, eine Hand ergreife die Eingeweide.
5. Unruhe > durch Bewegung (*Rhus toxicodendron*).
6. Rechter Fuß heiß, linker kalt.
7. Brennende Schmerzen, > durch Hitze (Schulterblatt, Brüste).
8. Trockenheit von Körperteilen (Schleimhäute, Vagina, Haut, besonders Handteller).

Sulphur

Fall 14: Unterdrückte Menses

Emma G., etwa 30 Jahre alt. Sie kränkelte seit Jahren. Sie war in der Behandlung eines allopathischen Gynäkologen, der sie wegen eines Geschwürs am Gebärmutterhals behandelte. Er hatte das Geschwür durch örtliche Kauterisation usw. erfolgreich behandelt, aber der Zervixkanal war so eng geworden, dass er ein Jahr lang gezwungen war, einen Katheter einzuführen, um das Menstruationsblut ableiten zu können.

Schließlich wurde der Kanal so eng, dass sich der Katheter gar nicht mehr einführen ließ. Die Patientin verbrachte ein weiteres Jahr mit großen Schmerzen und Völle im Gebärmutterbereich bei jeder Periode, so dass sie jeweils mehrere Tage ans Bett gefesselt war. Die Menses erschienen jedoch nicht. Ich wurde hinzugezogen und verordnete routinemäßig *Pulsatilla*. Ich besuchte sie im nächsten Monat zur fälligen Regelzeit. Ihr Leiden war unverändert, das Mittel hatte keinerlei Besserung gebracht.

Nun setzte ich mich hin und arbeitete den Fall *in toto* aus.

Ich fand in der Krankheitsgeschichte deutliche Zeichen von Skrofulose bzw. Psora, und in einer recht langen Symptomenliste folgendes:

Häufige *Hitzewallungen über den ganzen Körper mit nachfolgendem Schweiß und Schwäche.*

Viel Brennen der Füße, musste sie nachts aus dem Bett strecken.

Schwäche, Ohnmachtsanfälle, besonders vormittags.

Diese Symptome zusammen mit der psorischen Vorgeschichte bestimmten die Verordnung.

Ich gab der Patientin *Sulphur* CM (Fincke), einmal wöchentlich als Pulver trocken auf die Zunge, (dazwischen *Sacch-l.* aufgelöst), mit dem Versprechen, zur Fälligkeit der nächsten Regel zu kommen, und sie, falls es ihr nicht besser ginge, dann gründlich zu untersuchen. Als es soweit war, nahm ich meine Frau und ging zu ihr, darauf vorbereitet, es tun zu müssen.

Wir fanden die Patientin anstelle oben im ihrem Bett wie gewöhnlich unten im Wohnzimmer im Gespräch mit mehreren Freundinnen, die zu Besuch waren.

Sie kam heraus und ich fragte sie, wie es mit der Untersuchung stünde. „Oh," sagte sie, „ich bin so froh, dass sie nicht nötig ist. Ich menstruiere ohne Schwierigkeit und fühle mich sehr wohl." Seither hatte sie regelmäßig ihre Menses und wurde vollständig gesund.

(Nash)

Anmerkung
Es wird aufgefallen sein, dass die Symptome, die zu dieser wundervollen Heilung führten, nicht lokale, sondern Allgemeinsymptome waren. Es bewahrheitete sich damit die Richtigkeit des Ausspruchs von Charles G. Raue: „Die zum Mittel führenden Symptome liegen manchmal gänzlich außerhalb derjenigen, die zur Pathologie des Falles gehören."

Gonorrhoische Strikturen wurden in der selben Weise geheilt, wenn die Allgemeinsymptome mit dem Mittel übereinstimmten.

(Nash)

Fall 15: Pruritus vulvae

Mrs. W., 25 Jahre alt, verheiratet, zwei Kinder. Das letzte wurde 15 Monate, bevor ich sie sah, geboren. Seit dieser Zeit litt sie unter reichlichem, gelbem Ausfluss mit heftigem Jucken der Vulva, schlimmer nachts. Gleichzeitig verspürt sie ein erhebliches Abwärtsdrängen der Gebärmutter, was sie vollkommen unfähig macht *zu stehen oder zu gehen* oder ihren Haushaltspflichten wie Bügeln oder Waschen nachzugehen.

Heftigste, chronische Kopfschmerzen, von klopfenden, spannenden Charakter, durch die geringsten Sorgen oder durch Ermüdung, mit anhaltender Verstopfung. Ist zwei Jahre in allopathischer Behandlung gewesen, ohne jede Besserung. Die Schlüsselsymptome zur Heilung waren: *Hitze und Druck auf dem Scheitel.* Klopfen und Spannung. Kopfschmerzen, mehr oder weniger gleich bleibend und schlimmer vor den Menses. Sorgt sich um Kleinigkeiten. Gedächtnis eingeschränkt. *Erröten des Gesichts. Ohnmachtsanfälle ohne Ursache. Zusammensinken, leer, erschöpft, Verlangen nach Essen. Verschlimmerung um 11 Uhr vormittags.* Ausgeprägt eiskalte Füße. Alles schlechter, wenn es *schlimm um den Kopf steht.*

Sulphur MM (Boericke) in einer Gabe von 5 Globuli heilte bleibend jedes Symptom, einschließlich der Verstopfung, des Ausflusses und dem Prolapsgefühl und ohne jegliche Wiederholung. *(Skinner)*
Die Hervorhebungen durch Kursivschrift stammen von mir.
(Nash)

Fall 16: Durchfall

I., ein kleines Mädchen von 12 Monaten, hatte seit fast einem Monat Durchfall. Ihr Gewebe war weich und schlaff; *offene Fontanellen*; die Zunge hinten weiß belegt. Sehr *durstig*, es trank eine Menge Milch und Wasser. Der Durchfall war *morgens schlimmer*. Er begann *gegen 4 Uhr*, und setzte sich mehr oder weniger bis zum Nachmittag fort. Er war dunkelgelb, wässrig, gelegentlich auch *grünlich weißer Schleim, entlud sich früh morgens in einen Guss*, tagsüber unwillkürlich *im Stehen*. Das Kind schrie, kurz bevor sich die Därme entleerten. Dazu gesellte sich ein Husten, schlimmer beim Hinlegen zur Nacht, der manchmal zu Erbrechen führte. *Das Kind schlief mit nur halb geschlossenen Augen.*

Das *Erscheinungsbild* der kleinen Patientin deutete auf *Calcarea carbonica*, welches verordnet wurde. Da der Erfolg ausblieb, wurde *Sulphur* C6 gegeben, wobei die kursiv geschriebenen Symptome für dieses Mittel sehr charakteristisch sind. Der Durchfall hörte auf, und in wenigen Tagen war die Gesundheit wieder hergestellt. Es war kein weiteres Mittel notwendig.

(A. E. Hawkes)

Anmerkung

Dieser Fall zeigt, dass die Symptome bei einem augenscheinlichen *Calcarea-carbonica*-Temperament ein anderes Mittel *indizieren können*. Aber im allgemeinen stimmt das Temperament mit den Symptomen überein.

(Nash)

Fall 17: Chorea

Chorea seit acht Jahren; nur Muskeln der rechten Seite befallen mit Ausnahme des Gesichts, bei dem alle Muskeln betroffen waren. *Ignatia* und *Causticum* erreichten nichts. *Sepia* 55 M und CM linderten jeweils für einige Tage. Erst *Sulphur* 6 M, gegeben auf Grund des Symptoms „Anfälle von Schwäche, Ohnmacht und Hunger gegen 10 Uhr“, führte zu augenblicklicher Besserung.

(Goodno)

Fall 18: Taubheit

Mrs. A., 49 Jahre alt, seit 20 Jahren im rechten Ohr taub, seit 5 Jahren auch im linken. Sie hört keine Unterhaltung, außer über einer bestimmten Tonhöhe, und auch das nur, wenn dicht an ihrem Ohr gesprochen wird. Gefühl von schwerem Druck und *Hitze auf dem Scheitel*, zu beiden Ohren ziehend, mit Wundheitsgefühl des Gehirns. *Die Fußsohlen brennen nachts*, heiße *Wallungen im Gesicht, gefolgt von kaltem Schweiß.* Verstopfung. *Ohnmachtsanfälle* um 10 oder 11 Uhr. *Sulphur* C300 über 12 Tage hatte wenig Erfolg. Erst *Sulphur* 6 M brachte eine Wiederherstellung des linken Ohrs und Linderung des Wundheitsgefühls und des Druckes auf dem Scheitel. Das Hörvermögen im rechten Ohr wurde allmählich gebessert.

(Hoyne)

Fall 19: Metrorrhagie

Am 6. Juni 1879 wurde ich um einen Hausbesuch bei einer 52-jährigen Frau gebeten. Ich erfuhr, dass sie seit etwa 10 Jahren an Metrorrhagie, Verstopfung und Begleitsymptomen litt. Sie erklärte, dass ihr medizinischer Ratgeber stets ein Allopath gewesen sei. Der sie zuletzt Behandelnde hatte sie, nach einem langwierigen und erfolglosen Versuch seiner persönlichen Geschicklichkeit, nach New York begleitet, um einen nun emeritierten Professor der Chirurgie einer allopathischen Universität zu konsultieren, der einen beneidenswerten Ruf als Operateur hatte. Nachdem ihm die Krankengeschichte vorgetragen worden war und er seine Untersuchungen an der Patientin abgeschlossen hatte, bemühte er sich, sie zu trösten, indem er ihr sagte, dass *seine* Frau genau das gleiche Leiden hatte. Er habe sie zu dieser Kurklinik und zu jenem Badeort geschickt, allerdings mit geringem Erfolg, wenn überhaupt mit einem. Er würde der Patientin nahe legen, das gleiche zu tun.

Sie beschloss, nicht darüber nachzudenken und kehrte zurück, wie sie losgegangen war, wie eine Tür in ihren Angeln, ohne etwas erreicht zu haben.

Ihr Hausarzt gab nach mehreren Jahren Dienst an ihr, während derer sich der Zustand seiner Patientin immer mehr verschlechterte, den Fall auf. Sie äußerte mir gegenüber jedoch die Überzeugung, dass der Hausarzt sie geheilt haben würde, wenn er nur standhaft bei seiner Behandlung geblieben wäre.

Des weiteren gab sie mir deutlich zu verstehen, dass sie mich nur auf Drängen einiger Freunde habe rufen lassen, und nicht, weil sie Vertrauen in die Homöopathie habe.

Ihre Metrorrhagie, die äußerst schwächend war und von Anfang an auf vielfältige Weise lästig, hatte sich in den letzten sechs Monaten mit Ausnahme von zwei Wochen ununterbrochen fortgesetzt. Sie war von passivem oder aktivem Charakter, begleitet von geringen Schmerzen.

Zuweilen bestanden die Absonderungen aus einem leichten Heraussickern, welches eine dunkle Farbe hatte, zu anderen Zeiten gab es beträchtliche Ergüsse von hellroter Farbe mit einigen wenigen Blutklumpen.

Um Darmentleerungen zu erzielen, war es ihr zur Gewohnheit geworden, zu Klistieren und Abführmitteln zu greifen. Sie beklagte sich bitter über schmerzhafte Hämorrhoiden. Ihre allgemeine Erscheinung war aufgedunsen, ihre

Extremitäten ödematös. Sie hatte ein sehr lästiges abwärtsdrängendes Empfinden, besonders wenn sie *auf den Beinen* war, so dass sie sich nur mit großen Schwierigkeiten bewegte. Sie empfand gelegentlich Stiche von rechts nach links quer durch den Oberbauch und reagierte sehr empfindlich auf Erschütterungen und Stöße.

Die Symptome, die zur Wahl des *Simillimums* führten, waren folgende: *Häufige Hitzewallungen zum Gesicht. Füße gewöhnlich kalt oder brennende Sohlen* (Füße derart kalt, dass sie sie an den Ofen des Küchenherdes halten musste; oder die Sohlen waren nachts derart heiß, dass sie sie zum Abkühlen unter der Bettdecke herausstrecken musste.) *Hitze im Scheitel. Ein leeres schwaches Gefühl im Oberbauch um 11 Uhr, das sie nötigte, etwas zu essen. Unfähig, auf der linken Seite oder auf dem Rücken zu liegen; muss auf der rechten Seite liegen* (Liegen auf der linken Seite brachte eine unerträgliche Unruhe, Liegen auf dem Rücken führte zu Alpträumen). *Trinkt viel, isst wenig.*

Während der Behandlung wurde der Patientin nicht aufgetragen, sich ruhig zu verhalten. Ihr war erlaubt, sich auf jede Art und Weise anzustrengen, welche ihr angemessen erschien. Auch in Bezug auf ihre Ernährung wurden ihr keinerlei Einschränkungen gemacht.

Am 6. Juni 1879 erhielt die Patientin einige Kügelchen *Sulphur* MM trocken auf die Zunge. Diese Gabe wurde nicht wiederholt, noch wurde ihr über einen Zeitraum von 4 Monaten irgendein anderes Mittel gegeben. Da sie seit mehreren Jahren an die allopathische Dosierung gewöhnt war, wurde sie mit dem üblichen *Placebo* versorgt, mit der Anweisung, drei Kügelchen zur Nacht zu nehmen, falls sie fühlte, dass sie sie brauchte. Weiterhin wurde sie angewiesen, sich sofort bei mir zu melden, falls sich eine Änderung ihrer Symptome bemerkbar machen sollte. Am 6. Oktober 1879 war ich in der Nähe ihrer Wohnung, und so besuchte ich sie, um ein paar Einzelheiten zu erfahren, da ich zufällig gehört hatte, dass es ihr besser ginge. Sie kam bald selbst. Sie bot einen Anblick, der sich von dem vor 4 Monaten erheblich unterschied. Ihr erster Ausruf war: „Bei Gott, ich bin Ihnen für die Wiederherstellung meiner Gesundheit zu Dank verpflichtet." Weiter führte sie aus: „Eine Woche nach Beginn der Medikamenteneinnahme hörte die Blutung auf und kehrte nicht mehr zurück. Während dieser Zeit begannen auch meine Eingeweide, sich wieder regelmäßig zu entleeren und dabei ist es geblieben. Meine schmerzhaften Hämorrhoiden gibt es nicht mehr. Meine Monatsblutung dauert normalerweise 2 oder 3 Tage." Ich fragte nach: „Was ist mit den übrigen Symptomen?" Sie antwortete: „Oh, die Hitzewallungen in meinem Gesicht, meine kalten Füße und die brennenden Sohlen, das Gefühl des Hinseins im Magen um 11 Uhr, die Unmöglichkeit auf der linken Seite oder auf dem Rücken zu liegen, die Neigung oft und viel zu trinken und nicht viel essen zu können – all diese Symptome sind verschwunden. Ich weiß gar nicht, wie ich Ihnen genug danken soll."

(Dr. L. Shafer)

Fall 20: Chronische Harnröhrenentzündung

Mrs. S., eine verheiratete Frau von 50 Jahren, helle Komplexion, blaue Augen, kastanienbraunes Haar, nervöser Typ, hatte seit fast 6 Monaten folgende Beschwerden:

Häufiges Wasserlassen Tag und Nacht. Der Urin wird in kleinen Mengen entleert, jeweils etwa ein großer Löffel voll, mit vorherigem Drang. Nach jedem Abgang wehe Schmerzen, brennend, wie verbrüht. Es gab auch ein Gefühl von Druck auf der Blase.

Das waren alle Symptome, die sie angab, alles was ich in diesem Augenblick erfahren konnte.

Der Zustand war sehr quälend und hinderte sie am Kirchgang und gesellschaftlichen Begegnungen.

Ohne jede Möglichkeit des Arzneimittelvergleichs gab ich der Patientin *Cantharis* C200 für diesen Zustand, das wohl etwas Erleichterung brachte, aber nicht mehr.

Bei der dritten Konsultation befragte ich sie gründlicher und fand heraus, dass sie zusätzlich zu den vorgenannten

Symptomen Folgendes hatte: Viel Juckreiz an den Schamlippen, in der Leisten und an den oberen Teilen der Oberschenkel. Das Jucken ist derart intensiv, dass sie durch das Reiben und Kratzen der Stellen ihre Kleidung abnutzte.

Scheidenvorhof, Harnröhrenmündung, Scheidenöffnung sowie die angrenzende Haut waren entzündet und die großen Schamlippen trocken und rissig. All diese Stellen waren starken Anfällen von Juckreiz ausgesetzt, mit Brennen und Schmerzen nach dem Kratzen, und zwar täglich. *Sie litt an häufigen Hitzewallungen mit Gesichtsröte und folgendem leichten Schweißausbruch. Sie fror schnell, ebenso schnell wurde ihr warm. Hitze und Arbeit verschlimmerten ihre Symptome. Sie hatte beträchtlichen Durst und weniger Hunger. Oft Brennen der Füße, Tag und Nacht; schlimmer nachts.*

Sie hatte alle Arten von Medikamenten durchprobiert, Salben und Öle, heißes und kaltes Wasser, konnte damit aber nur von Zeit zu Zeit die lokale Reizung zurücktreiben. Sie hatte all dies getan, kurz bevor sie mich zum ersten Mal aufsuchte, was die Symptomarmut beim ersten und zweiten Besuch erklärt. Auf Grund der zuletzt ermittelten Symptome gab ich ihr drei Gaben *Sulphur* C500 und anschließend *Sacch-l.* Nach einer Woche ging es ihr körperlich besser, und von da an hatte sie keine Beschwerden mehr. Das *Sulphur* war ihr am 22. Februar 1890 gegeben worden. *(Stowe)*

Anmerkung

Dies sind sechs Fälle, welche die Heilwirkung dieses großes Polychrests und Antipsorikums darstellen. Ein großes Buch, in welchem hundert fähige und wissenschaftlich fundierte Ärzte bestätigende Beweise hinzufügen würden, könnte auf die gleiche Art geschrieben werden. Wir können aber nicht mehr Zeit und Raum opfern, empfehlen aber dem Leser die Lektüre meiner Monographie über Sulphur und Vergleichsmittel, in der ich mich bemüht habe, ein noch vollständigeres Bild von diesem Mittel zu geben (Nash: *Sulfur – Leitsymptome und Beziehungen zu anderen Arzneimittelbildern.* Stuttgart: Sonntag Verlag, 2000).

Baptisia tinctoria

Als ich in Kents *Materia medica* seine ausgezeichnete Beschreibung des im Allgemeinen wunden und geschwürigen Zustandes der Schleimhäute von *Baptisia* las, wurde ich an einen Fall erinnert, der während eines meiner jährlichen Seminare in New York unter meine Obhut kam. Ein Arzt war krank geworden und sandte nach mir.

Fall 21: Drohender Typhus

Ich fand heraus, dass der Kollege seit Wochen unter einem Arbeitsdruck gestanden hatte, der über das gewöhnliche Maß hinausgegangen war, und über allgemeine Mattigkeit klagte: ein Müdigkeitsgefühl, das er durch Schlaf nicht los werden konnte. Als ich zu ihm kam, lag er im Bett, denn es waren Kopfschmerzen hinzu gekommen, allgemeines Schmerzgefühl und Unruhe. Die Temperatur war 39,5 °C mit entsprechend beschleunigtem Puls. Ich glaubte eine Grippe vor mir zu haben und da die Symptome, soweit ich es beurteilen konnte, auf *Gelsemium* hindeuteten, erhielt er es. Aber der nächste Tag brachte keine Besserung, und der Patient klagte über einen wunden Mund. Die Zunge war etwas trocken, aber nicht sehr, während die Mundhöhle wund schien und leicht schleimig. Wenig Durst. Ein anderes Symptom kam jetzt sehr deutlich heraus: ein starkes Verlangen nach kalter Luft, besonders im Liegen. Er musste im Bett aufgesetzt werden und obwohl draußen kaltes Winterwetter herrschte, mussten die Fenster weit offen sein. Der Wind sollte ihm direkt ins Gesicht wehen. Die Krankenschwester musste ihren Mantel anziehen, als ob sie draußen wäre.

Nun wurde mit großem Zutrauen *Pulsatilla* verabreicht. Es brachte aber keine Besserung, und Mund und Atem waren durch den geschwürigen Zustand, der sich entwickelt hatte, extrem übel riechend geworden. Es gab keinen Husten, und das Atemgeräusch der Lunge war rein. Der Urin war dunkel und übel riechend, aber es gab noch keine Beschwerden seitens des Abdomens oder der Eingeweide. Da ich noch an die Richtigkeit von *Pulsatilla* glaubte, verordnete ich eine Gabe *Sulphur* als Zwischenmittel und gab es (das *Pulsatilla*) noch einen Tag länger. Der Mund ließ mich an *Baptisia* denken und dann fiel mir ein, dass in den alten Prüfungen von Burt jene Form von Atembeklemmung im Fall von Dr. J. S. Douglas (dem Prüfer) *auffallend betont* war.

Ich ging hinab ins Arbeitszimmer und las in Allens *Enzyklopädie der Reinen Arzneimittellehre*, folgendes: „*Erwachte mit starken Atembeschwerden, die Lungen fühlten sich eng und beklemmt an.* Konnte keinen vollen Atemzug tun, fühlte sich gezwungen das Fenster zu öffnen, um sein Gesicht in frische Luft zu halten … (Symptome 232 und 234). Beim Hinlegen Atembeschwerden, nach einer halben Stunde so stark, dass er genötigt war, aufzustehen usw."

Das sah so nach meinem Patienten aus, und da auch der Zustand des Mundes, die Erschöpfung usw. passten, gab ich *Baptisia* C200 in Wasser (Alpha Sigma Präparat).

Das Ergebnis war wie Zauberei. Das Atmen wurde leicht und alle übrigen Symptome wichen sofort ohne ein anderes Mittel. Für das Nachlassen der Schwäche brauchte es freilich noch einige Tage.

Die oben aus Allen zitierten Symptome sind mit einem Sternchen versehen. Es scheint also, dass jemand anderes sie schon bestätigt hatte. Was ist daraus zu lernen?

1. Dass dieses Symptom erneut bestätigt wurde.
2. Dass, obwohl nur ein Prüfer von zwölfen es beobachtet hatte, es *echt* war und die klinische Erfahrung es bestätigt hat.

Unsere Materia medica ist oft als Ansammlung von Plunder und Blödsinn bezeichnet worden, freilich von solchen, die weder Geduld noch Geschick besitzen, sie zu benutzen. Es ist zweifelsohne wahr, dass es viele Symptome gibt, die nicht verlässlich sind, aber wir wissen nicht, welche es sind, bis die klinische Erfahrung es zurechtrückt.

Hering nannte *Agaricus, Lycopodium* und *Thuja* „übergeprüfte Mittel". Ich bin mir da nicht so sicher, und viele Jahre mit *Lycopodium* konnten mich nicht vom Gegenteil überzeugen.

Nun ist Prüfen und Wiederprüfen der Ruf vieler in unserer Schule und wenn ich auch keinen einzigen Einwand dagegen habe, so möchte ich doch anregen, die Arbeit der *Verifizierung* bereits durchgeführter oder zum Teil durchgeführter Prüfungen mit doppeltem Fleiß voranzutreiben. Ich habe in schwierigeren Fällen immer wieder unter den noch unbestätigten Symptomen unserer *Materia medica* den Schlüssel zum Mittel für den ganzen Fall gefunden.

(Nash)

Fall 22: Mundfäule

Am 8. November wurde ich zu einem 5-jährigen Kind gerufen, das unter einem wunden Mund litt. Der Gaumen und die Zunge waren von kleinen Geschwüren bedeckt. Reichlicher Speichel floss aus dem Mund und die Zunge war mit einem dicken, weißen, außergewöhnlich feuchten Belag überzogen, wobei die Zungenränder sehr rot waren. Stinkender Atem. Ich gab *Mercurius* und wartete fünf Tage. Nach Ablauf dieser Zeit konnte ich keine merkliche Besserung feststellen. So studierte ich den Fall noch einmal. In Herings *Kurzgefasster Arzneimittellehre* fand ich unter *Baptisia* die folgenden Symptome, die genau mit den Symptomen des kleinen Patienten übereinstimmten:

1. Faulige Geschwürbildung in der Mundhöhle mit Speichelfluss; gut entwickelte Geschwüre.
2. Zahnfleisch locker, schlaff, dunkelrot oder purpur, übel riechend.
3. Schlund dunkelrot; dunkle, faulige Geschwüre, kann nur Flüssigkeiten schlucken.
4. Zunge weiß, mit roten Papillen, die Ränder rot und glänzend.

Ich gab *Baptisia* M und in drei Tagen waren alle Beschwerden verschwunden.

(W. M. James)

Fall 23: Pneumonie

Ein Mann fühlte sich seit zwei oder drei Tagen unpässlich. An diesem Morgen hatte er einen heftigen Schüttelfrost. Ich wurde um 17 Uhr gerufen und finde folgende Symptome:

Schmerzen in Muskeln und Knochen; Schmerzen vom Kopf bis zu den Füßen; das Bett hart wie ein Brett; „das *Kissen so hart wie ein Fels.*"

Aushusten von großen Mengen rostfarbenen Sputums. Stechender Schmerz in der linken Brust, muss seine Brust mit den Händen halten *(Bry., Merc.). Fächerartige Bewegung der Nasenflügel (Lyc., Phos.).*

Dösig und schläfrig, kann sich kaum wach halten. Völliger Appetitverlust. Sehr durstig auf große Mengen Wasser. Husten schlimmer nachts. Mehrmals am Tage Stuhlgang, sehr übel riechend. Will sich recht still verhalten, da die geringste Bewegung seinen Husten und den Schmerz in der Brust verschlimmert (*Bry.*).

Temperatur am 1. Abend 38,5 °C; Puls 110; Atemfrequenz 32.
Am 2. Abend 39,5 °C; Puls 120; Atemfrequenz 40.
Am 3. Tag, 8 Uhr, 37,2 °C, Puls 88, Atemfrequenz 28.
Baptisia 8 MM (Swan). Er brauchte kein weiteres Mittel.

(*Sherbino*)

Anmerkung

Ich wünschte, wir hätten Zeit und Raum, weitere Heilungen von mir selbst oder anderen Kollegen mit diesem wundervollen Mittel zu schildern. Ich kenne nicht viele Mittel mit solch einer kurzen Prüfung, die zuverlässiger sind. Es ist gewiss noch kein voll ausgeprüftes Mittel. Ich bin mir sicher, dass wir von diesem Mittel noch nicht die Hälfte seiner Tugenden kennen.

(Nash)

Graphites

Fall 24: Ekzem

1. Mai 1876: Eine junge Dame, Tochter eines verstorbenen homöopathischen Arztes, entdeckte vor drei Wochen *Kopfläuse* mit Jucken auf dem Kopf, welches schmerzhaft wurde, wohl vom Kratzen. Jetzt zeigen sich am unteren Hinterkopf Schorfe, die sich allmählich über den Kopf ausbreiten. Sie sondern eine *gelbe, klebrige, sehr übel riechende Flüssigkeit ab, die die Haare verkleben.* Halsdrüsen geschwollen, mal mehr, mal weniger schmerzempfindlich, seit drei Wochen. Die Patientin ist blass und schwach, Sie hatte *Sulphur* C6 und *Aconitum* C6 eingenommen, die aber nur für kurze Zeit besserten. Mitteldiagnose:

Feuchte Schorfe auf der Kopfhaut: *Anan.*, *Graph.*, (*Lyc.*), (*Psor.*), *Rhus-t.*, *Ruta*, (*Sars.*), *Staph.*, (*Sulph.*).
Schorfe am Kopf, übel riechend: *Graph.*, (*Lyc.*), (*Merc.*), *Nat-m.*, *Rhus-t.*, (*Sil.*), (*Sulph.*).
Haare verfilzt: *Bor.*, *Fl-ac.*, *Graph.*, *Mez.*, *Nat-m.*, *Psor.*, (*Sars.*), *Vinc.*
Kopfläuse: (*Lach.*), *Magnet.*, *Mez.*, *Olnd.*, *Sabad.*, *Staph.*, *Vinc.*
Klebrige Ausscheidung führt zu Schorfen: *Graph.* Somit erwies sich *Graphites* als Simillimum, und es wurde dreimal täglich eine Gabe 14M (Fincke) gegeben.

6. Mai: Schorfe vermehrt, haben den Scheitel erreicht, aber die Patientin fühlt sich kräftiger. Die Drüsen schmerzen nicht mehr. Ein Furunkel am Gesäß sondert viel ab; *Graphites* wird fortgesetzt.

10. Mai: Seit dem 7. Mai wesentliche Besserung. Seit zwei Tagen keine Absonderungen mehr, kein übler Geruch, und die Haare kleben nicht mehr aneinander. Weiter *Graphites*, zweimal täglich.

19. Mai: Schorfe trocken, die Haare kleben ganz leicht. Jucken im Kopf; die Kopfläuse waren weiterhin vorhanden. Furunkel zurückgegangen. *Graphites* wird fortgesetzt.

23. Mai: Die Patientin fühlt sich seit drei Tagen im Allgemeinen besser. Weniger Jucken. Keine Absonderungen, außer durch Kratzen. Heute nur eine Kopflaus gefunden. Nur ein großer Furunkel am Oberschenkel. Weiterhin *Graphites.*

8. Juli: Das Mittel wurde bis vor etwa drei Wochen weiter gegeben und brachte eine stetige Besserung. Nur *hin und wieder* noch eine Kopflaus gefunden. Keine Krusten mehr seit drei Wochen, nur *etwas* schuppig. Haare fallen nicht mehr aus, sie mussten auch nicht mehr kurz geschnitten werden. *Fühlt sich besser als vor dem Hautausschlag.* Kein weiteres Mittel.

28. August: Berichtet, dass es ihr *gänzlich gut* geht.

18. November: Bis vor etwa sechs Wochen ging es ihr gut, dann kam ein leichter Rückfall. Die Patientin nahm in eigener Entscheidung eine Trituration *Graphites*, mit Erfolg.

Febr. 1879: Keine Rückkehr der Symptome. Sie hält ihren allgemeinen Gesundheitszustand für besser als vor dem Hautausschlag.

Kommentar

1. Dieser Fall nimmt Bezug auf die Wiederholung der Gaben. Die Patientin bekam ihr Leiden durch ungünstige äußere Bedingungen. Diese durchkreuzen oft die Heilwirkung eines Mittels, was dann seine Verabreichung über eine längere Zeit erfordert.
2. Nach der Heilung der Hautausschläge fühlte sich die Patientin besser als vorher. Wie hier tritt das psorische Miasma oft in einer akuten Erkrankung *fokussiert* auf und wenn diese durch das passende antipsorische Mittel behandelt wird, führt dies zur *dauerhaften* Besserung des Gesundheitszustandes.
3. Nachdem mit *Graphites* begonnen wurde, *fühlte sich* die Patientin *kräftiger*, obwohl die Krusten zunahmen. Das

war ein Zeichen wirklicher Besserung (s. *Organon* § 253). Die Zunahme des Hautausschlags resultierte aus der Bemühung der *vis medicatrix naturae,* unterstützt von der Arznei, das Miasma an die Oberfläche zu bringen.

4. Soweit mir bekannt ist, wurde die Entwicklung von Kopfläusen unter *Graphites* nicht verzeichnet. Ich bin gerade erfolgreich dabei, einen *schrecklichen* Fall der gleichen Erkrankung entsprechend mit einer noch höheren Potenz von *Graphites* zu behandeln. Die charakteristischen Symptome sind, wie im obigen Fall, *feuchte Schorfe; diese sondern eine stinkende Flüssigkeit ab, welche die Haare verklebt, mit Kopfläusen.*

(Berridge)

Fall 25: Unterdrücktes Ekzem

Ein dreijähriges Kind hatte ein Kopfekzem. Unter allopathischer lokaler Behandlung verschwand das Ekzem, aber bald begann eine sehr hartnäckig Darmentzündung. Dies konnten die Liniensoldaten nicht so „regeln“ wie das Ekzem. Nachdem sie den Fall aufgegeben hatten – sie erklärten, es handle sich um eine Darmtuberkulose – wurde der Homöopath (ich selbst) herbeigerufen mit dem Hintergrund, wenn er schon nicht helfen könne, so könne er aber doch keinen Schaden anrichten. Das Kind war stark abgemagert, mit wenigem oder gar keinem Appetit, sehr unruhig, und *„Stühle braun, flüssig, mit unverdauten Substanzen vermengt und von einem unerträglich stinkendem Geruch“*. Unter Einbeziehung der Vorgeschichte des unterdrückten Ekzems verschrieb ich *Graphites* 6 M (Jenichen), und eine vollständige Heilung in kurzer Zeit war das Ergebnis.

(Nash)

Anmerkung

Psorinum hat einen ähnlichen Stuhl, wie er in diesem Fall vorlag, aber die Hautausschläge beider Mittel sind verschieden, und der vorliegende Ausschlag entsprach *Graphites.*

Wenn dieser lange bestehende Fall nicht den Hautausschlag gehabt hätte, hätte ich an *China* denken können, wegen der extremen Schwäche durch lang anhaltenden Säfteverlust, denn *China* ist ein anderes Mittel, das *braune, übel riechende und lockere Stühle* hat. Man muss *den ganzen Fall* berücksichtigen, die Psora und alles übrige.

Siehe meine Ausführungen in *Leitsymptome in der homöopathischen Therapie* bei einem anderen Fall von Ekzem der Beine, geheilt von *Sulphur,* gefolgt von *Graphites.*

(Nash)

Man wird sich erinnern, dass bei *Sulphur* alle Körperöffnungen rot sind.

Bei *Graphites* gilt:

1. Ekzematös, Hautausschläge oder Fissuren.
2. Die Hautausschläge sind feucht, mit dicker klebriger Absonderung.
3. Passt am besten auf fettleibige Menschen.

Liegen diese drei Charakteristika vor, so heilt *Graphites* viele verschiedene Krankheiten.

Pulsatilla

Fall 26: Rheumatismus

Ich wurde zu einem Mann mit Rheumatismus gerufen. Seit vielen Monaten war er an Bett und Armstuhl gefesselt und hatte schwer an seiner Krankheit und durch viele Ärzte gelitten. Die Homöopathie hatte er nicht versucht, denn da wäre ja „nichts drin“. Ich fand die Gelenke geschwollen (Hände, Füße, Knie, Körper). Die Krankheit hatte sich seit ihrem Beginn immer weiter von Gelenk zu Gelenk ausgebreitet.

Wärme > nicht, sondern <.
Zunge weiß belegt, wenig Appetit, kein Durst.
Sehr entmutigt, deprimiert.
Freundliches Temperament, milde Veranlagung.

Es gab noch andere Symptome, aber diese waren führend. Er erhielt *Pulsatilla* CM (Fincke). Sein Zustand besserte sich sofort, aber nach einigen Tagen bat er um meinen Besuch. Er zeigte mir eine Absonderung aus seiner Harnröhre, die gonorrhoischen Charakter hatte. Das war in jenen längst vergangenen Tagen, in denen wir noch nicht viel über Bakteriologie wussten. Er sagte, seine Frau hätte ihn angesteckt, denn jedermann wisse ja, dass er sein Haus gar nicht hätte verlassen können. Seine Frau wies empört diese Beschuldigung zurück. Beide erhofften sich von mir eine Lösung dieses Mysteriums. Ich fragte ihn, ob er jemals früher eine Gonorrhoe gehabt hätte. Zunächst zögerte er unter den blitzenden Blicken seiner Frau. Aber dann sagte er doch: „Ja, ich hatte mich als junger Mann vor meiner Heirat angesteckt.". Ich fragte: „Ihr Rheuma bessert sich, seit die Absonderung auftrat?“ „Ja.“ „Wie wurden Sie von der Gonorrhoe geheilt?“ „Durch eine Injektion.“ „Nun“, sagte ich „weder Sie noch Ihre Frau sind gegenseitiger Untreue schuldig. Dieser Rheumatismus, an dem Sie jetzt leiden, ist die Folge der unterdrückten Gonorrhoe vor 20 Jahren, und Sie werden unter der Wirkung des passenden Heilmittels von beiden Erkrankungen befreit werden. Aber bitte, nur keine weiteren Injektionen mehr." Er erholte sich schnell. Ich habe andere ähnliche Fälle von solchen Unterdrückungen erlebt und achte sehr darauf, sie nicht zu übersehen. Ich kannte die Vorgeschichte von Gonorrhoe bei dem Fall nicht, sondern behandelte ihn auf Grund der symptomatischen Indikationen.

(Nash)

Fall 27: Neuralgie

Mrs. G., eine 35-jährige Farmerfrau, bat um ein Mittel gegen Nervenschmerzen. Sie schilderte, dass ihre ganze rechte Kopfseite in Mitleidenschaft gezogen war. Die Schmerzen kamen und verschwanden langsam in sehr unterschiedlichen Abständen, schossen entlang der Nackenseite ins Ohr und unter das Auge; und wurden immer schlimmer, wenn sie etwas Kaltes in den Mund nahm. Auf die Frage, ob der Schmerz gelindert wurde, wenn sie etwas Warmes in den Mund nahm, antwortete sie: „Oh nein, das macht es noch schlimmer." Wenn die Schmerzen auch meistens in der rechten Kopfseite blieben, wanderten sie doch häufig. Oft verließen den Kopf und zeigten sich im linken Bein oder der linken Ferse. Sie fror immer, war leicht zu Tränen geneigt und fühlte sich entschieden besser in frischer Luft. Ich gab ihr 2 Pulver *Pulsatilla* C 30, jeweils in 4 Teelöffel Wasser zu lösen und alle zwei Stunden einen Teelöffel einzunehmen. Die Neuralgie wurde mit dem ersten Pulver geheilt und blieb es. Das zweite brauchte sie nicht mehr.

(F. H. Lutze)

Fall 28: Neuralgie

Mr. M., 35 Jahre alt, dunkle Haut, schwarzes Haar, biliöses Temperament. Er hatte einen Grippeanfall, gefolgt von etwas, was seine fünf Ärzte (vier Allopathen und ein Eklektiker) eine cerebrospinale Meningitis nannten, mit Komplikationen. Sechs Wochen lang hatten sie den Feind bombardiert, ohne Linderung. Außer seinen Arztrechnungen betrug die Apothekerrechnung 35 $. Durch eine mysteriöse Vorsehung fand er seinen Weg zu mir.

Symptome: Anhaltender Schmerz in der Gehirnbasis, aber mit deutlicher Verschlimmerung *jeden Abend*, so dass gelegentlich Konvulsionen und Ohnmachtsanfälle folgten. Die einzige Erleichterung erfuhr er durch *enges Einbinden* und *kalte*

Anwendungen. Wenn die Schmerzen am schlimmsten waren, musste er schreien. Diagnose: Neuralgie. Verordnung: *Pulsatilla* C 200, 3 Gaben, im Abstand von drei Stunden. Besserung innerhalb von 24 Stunden und Heilung ohne weitere Mittel.

(J. Emmons)

Anmerkung

Dieser Fall zeigt, dass, wenn die *Symptome* passen, das Temperament des Patienten die Mittelwirkung nicht beeinträchtigt. Es muss jedoch in Erinnerung behalten werden, dass diese Indikationen eher beim *Pulsatilla*-Temperament vorkommen.

(Nash)

Fall 29: Rheumatismus

Ich wurde morgens um 1 Uhr zu einem Fall gerufen. Ich war gerade von einem anstrengenden Tag heimgekommen und wollte nicht gehen, bevor ich etwas geruht hätte. Der Vater, der mir hinterherlief, sagte, sein 14-jähriger Sohn hätte ein schreckliches Rheuma. Seit vielen Nächten hätte er wegen starker Schmerzen nicht schlafen können. Ich sandte schnell etwas *Aconitum*, das der Junge nehmen sollte, bis ich am Morgen käme. Am nächsten Morgen traf ich den Vater auf dem Weg, mir erneut hinterherlaufend. Der Junge hatte überhaupt nicht geschlafen und war in großen Schmerzen. Ich fand den Schmerz, die Schwellungen und das Leiden in der rechten Hüfte. Es war von den Füßen ausgegangen, zu den Knien gezogen und dann zur Hüfte. Die zuerst befallenen Teile waren nun frei von Schwellung und Schmerz. Zudecken oder warme Anwendungen halfen nicht, und er *schrie* vor Schmerz. Ein Jahr zuvor hatte er einen sechs Wochen langen Verlauf der gleichen Erkrankung unter herkömmlicher Behandlung. Er hatte dann seinen Arzt weggeschickt und sich selbst mit „Angel's rheumatischem Gewehr" geheilt (?), einem wohlbekannten Patentmittel. Aber dieses Gewehr traf nicht ins Mark. Nun, nachdem er dieses Mittel eine Woche lang probiert hatte, wurde *Pulsatilla* C4 in Lösung verschrieben, alle zwei Stunden einen Teelöffel, bis Besserung eintreten würde. Ich verließ den Jungen, um nach anderen Patienten zu sehen und versprach, ihn bei meiner Rückkehr aufzusuchen. Als ich drei Stunden später an dem Haus vorfuhr, traf ich den Großvater, wie er im Hof vor dem Haus in Grübeleien versunken auf und ab ging. „Haben Sie dem Jungen Morphium gegeben?" fragte er mit Blut in den Augen. „Nein, weshalb fragen Sie?" „Eine halbe Stunde nach der ersten Gabe schlief er ein und ist bis jetzt nicht aufgewacht." So war es, und in drei Tagen war er schon wohlauf, und schnell stellte sich die totale Gesundheit ein.

(Nash)

Ich könnte dieses Buch allein mit Heilungen durch dieses Mittel füllen, aber „allzu viel ist ungesund".

Ich möchte hier das Augenmerk auf die Tatsache richten, dass dieses Mittel mit seinem weiten Wirkungskreis keines ist, das wegen seiner positiven Kraft, pathologische Veränderungen zu verursachen, gewählt wird. Und doch, wenn Sie in die klinischen Rubriken von Clarkes *Wörterbuch* oder Herings *Leitsymptome* hineinschauen, könnten Sie denken, dass es keine Krankheit gibt, der das Fleisch unterworfen ist, für die es nicht nützlich sein könnte. Nun, wenn wir auf unsere Zusammenfassung der sieben Leitsymptome verweisen:

1. Sanfte, freundliche, nachgiebige Anlage; traurig und verzagt; weint schnell; strohblondes Haar, blaue Augen; bleiches Gesicht; weiche und schlaffe Muskeln.
2. *Veränderliches* Mittel; Schmerzen und Schwellungen wandern von Gelenk zu Gelenk. Blutungen fließen, hören auf und fließen wieder; nicht zwei Stühle, nicht zwei Frostschauer, die sich gleichen usw.
3. Schlechter Geschmack im Mund, < morgens, mit großer Trockenheit, aber kein Durst.
4. Magen schnell verdorben, besonders durch Kuchen, Konditoreiwaren oder reichhaltige, fette Speisen.

5. Dicke milde Absonderungen von allen Schleimhäuten.
6. Menses zu spät, spärlich oder unterdrückt, hauptsächlich durch nasse Füße.
7. *Modalitäten*: < im warmen Zimmer, durch warme Anwendungen. Eisenmissbrauch, Frost bei Schmerzen. > durch kalte frische Luft, langsames Herumgehen, kalte Speisen oder Getränke. Festes Einbinden des Kopfes mildert die Kopfschmerzen.

Wenn wir darauf verweisen, ist es schwer zu verstehen, warum dieses Mittel, außer von einem homöopathischen Standpunkt aus, so sehr nützlich sein sollte. Und so kommen wir wiederum zu dem unvermeidbaren Schluss, wie Chas. S. Raue zu sagen pflegte: „Die Symptome, die ein Heilmittel indizieren, können außerhalb der Symptome liegen, die die pathologische Seite eines Falles ausmachen." Es ist wichtig für uns, diese große Kardinalwahrheit nicht aus dem Auge zu verlieren. Dies muss so sein, sonst wäre Routinismus die Folge. So lange Krankheiten unterschiedliche Individuen befallen, die verschieden sind nach Temperament, Empfänglichkeit und Abwehrkraft, und besonders mit verschiedenen Verkomplizierungen, wie Psora, Sykosis und Syphilis, versehen sind, so lange ist die Individualisation der Mittelwahl unerlässlich. Die Reichweite der Homöopathie ist so groß, dass sie alle diese möglichen Zustände decken kann; sie kann nicht in ein pathologisches Kleid hineingezwängt werden. Das ist der große Vorteil unseres Heilsystems gegenüber der alten Schule. Bei ihr heißt es: zuerst benenne die Krankheit, dann verschreibe, und oft können sie keinen Namenfinden – was aber dann? Freilich, sie tun irgendetwas oder feuern ins Dunkle. Bei uns gilt, sobald die Symptome des Patienten pathologische oder symptomatische, eins von beiden oder beides, dem Mittel entsprechen, können wir handeln und das auch mit gutem Erfolg. Similia similibus curentur kann niemals ausgelöscht werden.

(Nash)

Mercurius

Fall 30: Tonsillitis

Miss Anna Tanner, 20 Jahre alt, bekam abends kriechenden Frost oder Schaudern. Rasches Anschwellen der Tonsillen mit Schmerzen, die bis zu den Ohrspeicheldrüsen und Ohren schossen. Starke Rötung der Teile (Tonsillen und Uvula). Schlucken erschwert; Getränke treten aus der Nase heraus. Schrecklich stinkender Mundgeruch. Schlaffe Zunge, die Zahneindrücke aufweist. Hohes Fieber und Durst. Reichlicher Schweiß, der jedoch keine Erleichterung bringt. Es sieht so aus, als müssten die Tonsillen bald eitern. Dies ist ein typischer Fall von Tonsillitis. Auf *Mercurius vivus* CM (Fincke) in Lösung folgten eine rasche und völlige Abnahme all dieser Symptome und eine schnelle Heilung ohne Eiterung, Ich habe viele solcher Fälle mit derselben Potenz dieses Mittels geheilt. (Andere Kollegen ebenso.)

(Nash)

Fall 31: Tonsillitis

Halsschmerzen; begannen einige Tage, nachdem er in einer Baumwollspinnerei zu arbeiten angefangen hatte. Äußerungen undeutlich, Sprechen schien schmerzhaft. Er spuckte innerhalb von 10 Minuten sechs bis acht Mal einen Mund voll eiweißartigen Schleims aus. Starker, dumpfer, heftiger Schmerz in beiden Tonsillen und ein ähnlicher Schmerz im Kreuz. Räuspert sich unentwegt. Wenig Schlaf seit drei Nächten, fühlt sich unfähig, weiter zu arbeiten. Ulzerierte, geschwollene Tonsillen, etwa 6 mm tief und breit. Tonsillen purpurfarben und hart. Die ganze Mundhöhle purpurfarben. Uvula purpurfarben und vergrößert, sieht aus wie in sich verdreht, stark zur linken Seite geneigt. Zunge von doppelter Dicke, Ränder und Unterseite purpurfarben und *Zungenrücken mit einem dicken, gelben Belag belegt* bis etwas mehr als 1 cm von der Zungenspitze entfernt, die trocken und geschwollen ist. Atem extrem übel riechend. Eine Pseudohomöopathie hatte versagt. Ich verordnete *Mercurius iodatus flavus* CM, jede Stunde eine Gabe. Etwa fünfzehn Minuten nach der ersten Gabe vollständige Erleichterung für Rücken und Hals. Der Patient ging schlafen. Er wurde von seiner Mutter für die Einnahme der zweiten Gabe geweckt. (Niemals einen Patienten wecken, wenn ein homöopathisches Mittel Schlaf hervorgerufen hat, und niemals eine Gabe wiederholen, solange solch eine auffallende Besserung anhält.) Bald nach Einnahme des Mittels wieder Schmerzen von größerer Heftigkeit als jemals zuvor. Sie dauerten bis zum Morgen und waren so schlimm, dass er die ganze Nacht stöhnend vor Schmerz auf und ab ging. Gegen 9 Uhr ließen die Schmerzen nach. Das Räuspern und Spucken hörte gegen Mittag auf und endlich (24 Stunden nach der ersten Gabe) fühlt sich der Patient recht gut. Die Tonsillen usw. sehen viel besser aus. Nach 48 Stunden geheilt.

Dr. I. selbst hatte eine Angina mit derart schwerem Leiden, besonders anhaltendem, wehem, zerrendem Schmerz in den Tonsillen und im Kreuz, so dass er seit 96 Stunden nicht geschlafen hatte. Essen war unmöglich und das Sprechen derart undeutlich und so schmerzhaft, dass er sich mit Gesten verständigte. Erschöpfung durch den Schmerz und die Schlaflosigkeit. *Zunge gelb belegt. Mercurius iodatus flavus* C 30 und andere Mittel hatten keinen Erfolg gebracht. Er nahm *Mercurius iodatus flavus* CM, schlief 20 Minuten später, erwachte frei von Schmerzen und war nach 48 Stunden vollkommen geheilt.

(M. Preston)

Fall 32: Ekzem

Ein junges Mädchen von etwa 14 Jahren kam zu mir wegen eines Pustelausschlags am linken Bein, der sich vom Knöchel bis zur Hüfte ausgedehnt hatte. Die Pusteln zeigten einen gelben Inhalt und hatten eine Größe zwischen einem Hirsekorn und einer Erbse. Nachdem die größeren Pusteln aufgebrochen waren, liefen sie zusammen und hinterließen eine rote, rohe, wunde Oberfläche. Verschiedene Hausmittel und Salben waren ohne Erfolg versucht worden. Das Bein war angezogen, so dass das Mädchen auf dieser Seite auf Zehen lief. Das Symptom, das zur Verschreibung führte, war, dass der Schmerz, das Jucken und das Brennen sich *in der Bettwärme und nachts verschlimmerten*: *Mercurius solubilis* 2 M (Jenichen) linderte das Leiden sofort und in ein paar Tagen war die junge Patientin geheilt.

(Nash)

Ich habe einige ähnlich gelagerte Fälle geheilt. *(Nash)*

Fall 33: Dysenterie

Mrs. H., 50 Jahre alt, helle Komplexion, groß und schlank, von nervösem Temperament, hatte seit einer Woche Durchfall und Kolik. Jetzt hat sie täglich acht bis zehn blutige, schleimige Ausscheidungen mit *Kolik und Tenesmus. Mercurius corrosivus* heilte die Patientin in drei Tagen.

(C. Wesselhoeft)

Fall 34: Dysenterie

Miss P., 13 Jahre alt, seit einer Woche krank, bisher ohne Behandlung. Täglich 10 bis 12 Stuhlabgänge. Sie beginnen um 4 Uhr morgens und setzten sich über den ganzen Tag fort, *sind aber am schlimmsten nachts. Schleim und Blut*, mit Tenesmus während und nach Stuhl und etwas Kneifen vor und nach Stuhl. Viel Durst und wenig Appetit. *Mercurius solubilis* C200, alle vier Stunden eine Gabe, heilte in zwei Tagen.

(J. B. Bell)

Fall 35: Ekzem

Mr. G., Schneider, jenseits der 60. Lästiges Jucken am Körper und an den Gliedern. Haut mit Krusten und Papeln bedeckt. Der Hautausschlag begann vor über zwei Jahren mit sehr kleinen erhabenen Flecken auf der Streckseite der Handgelenke und zog allmählich zu anderen Teilen des Körpers. Das Jucken ist unerträglich, es macht ihn schier verrückt, sobald es ihm bei der Arbeit etwas wärmer als gewöhnlich wird. Wenn er zu Bett geht, fühlt sich das kalte Bettzeug so angenehm an, dass er gleich einschläft. Nach einer halben Stunde Schlaf weckt ihn dieses schreckliche Jucken jedoch wieder auf und er muss aufstehen und umhergehen, bis sich das Bettzeug wieder abgekühlt hat. *Mercurius vivus* C200 besserte sehr, und *Mercurius vivus* 30 M heilte vollständig, mit Ausnahme eines leichten lästigen Juckens tagsüber beim Arbeiten. *Sulphur* 55 M vervollständigte die Heilung.

(Dr. H. N. Martin)

Fall 36: Pleuropneumonie

Mrs. Ed. Kinney, 35 Jahre alt, mit einem schweren Anfall von Pleuropneumonie, die routinemäßig *Aconitum*, gefolgt von *Bryonia*, genommen hatte, zeigte nach einigen Tagen folgende Symptome: Heftiger Schmerz durch die *untere rechte Brust*. Hohes Fieber mit Durst und *reichliches und anhaltendes Schwitzen, was keine Linderung bringt. Zunge feucht, schlaff, mit Zahneindrücken*. Husten mit Auswurf von rostfarbenem oder blutgestreiftem Schleim. Alles *schlimmer nachts*.

Mercurius vivus C6, alle zwei Stunden eine Gabe, brachte rasche Erleichterung und schnelle und vollständige Heilung.

(Nash)

Dieser Fall hätte gleich *Mercurius* bekommen müssen, aber das war damals in der ersten Zeit meiner Praxis, als Routineverschreibungen für den jungen Mann, der nicht gelehrt worden war, so streng zu individualisieren, ganz natürlich waren.

Fall 37: Syphilis

Ich sah Mrs. X. am 9. Juni 1903. Schanker am Kinn, zufällig von ihrem Ehemann angesteckt. Dieser hatte dasselbe am Kinn, was nicht diagnostiziert wurde, gefolgt von den üblichen Sekundärsymptomen. Der Schanker von Mrs. X. bestand seit 7 Wochen. Verhärtete Ränder. Gelblicher Grund von der Größe eines Fünfzig-Cent-Stückes, umgeben von einem roten Entzündungshof. Unterkieferdrüsen geschwollen. Wunder Rachen. Allgemeine Verschlimmerung nachts. Sie hatte *Mercurius solubilis* C30 und C200, jeweils eine Gabe in dreiwöchigem Abstand erhalten, mit sehr geringer Besserung. Rachen nun verschlimmert, brennt wie ein heißes Eisen. Schleimhautpapeln an der *rechten Seite.* Schmerzen erstrecken sich zum Ohr und den äußeren Hals hinunter zum Schlüsselbein. Unterkieferdrüsen weiterhin geschwollen. Sekundärroseolen auf der Haut des Rumpfes und der Gliedmaßen. Schmerz < rechte Seite. Der Schanker sondert vom Zentrum gelben Eiter ab, ist an den Rändern etwas weicher. Eine Gabe *Mercurius iodatus flavus* C200 (Boericke & Tafel).

16. Juni: Wesentliche Besserung; Rachen gebessert und Schanker in Heilung begriffen. Drüsen kleiner. Ich gebe Placebo.

28. Juni: Rachen fast beschwerdefrei, Schanker fast geheilt. Roseolen verblassen. Placebo.

6. Juli: Schanker geheilt, es bleibt nur ein harter Klumpen übrig. Rachen etwas < rechts und Drüsen wieder mehr angeschwollen. *Mercurius iodatus flavus* C500 (Boericke & Tafel), eine Gabe.

16. Juli: Rachen völlig in Ordnung. Unterkieferdrüsen weniger geschwollen. Placebo.

7. August: Der Klumpen am Kinn ist verschwunden und die Hautverfärbung verblasst. Placebo.

15. Sept.: Zwei kleine Geschwüre an der Innenseite der Wange. Placebo.

29. Sept.: Die Geschwüre wollen nicht heilen, verursachen aber kaum Beschwerden. *Mercurius iodatus flavus* 45M (Fincke), eine Gabe.

15. Okt.: Geschwüre geheilt. Keine weiteren Symptome. Placebo.

14. Mai 1907: Seither keine syphilitischen Symptome und keine Hautverfärbung oder Narbe an der Stelle des Schankers. Kein Haarausfall. Die homöopathische Heilung hatte vier Monate gedauert.

(R. F. Rabe)

Bemerkung

„Wenn wir lernen zu glauben, dass die Homöopathie eine bessere und schnellere Art und Weise, Syphilis zu heilen, darstellt als alles andere, werden wir nicht auf die Methoden zurückgreifen, die Jahrhunderte lang mit Verdruss immer wieder versucht worden sind. Wir dürfen nicht denken, dass wir homöopathisch verordnet haben, nur weil wir ein Mittel gegeben haben, von dem es in unseren Lehrbüchern heißt, es sei in diesen Fällen wertvoll. Vielmehr müssen wir den Fall sorgfältigst ausarbeiten, unsere Repertorien benutzen und versuchen, sicher zu sein, dass wir das Simillimum gefunden haben. Lassen Sie mich auch sagen, dass wir, wenn wir das Gefühl haben, keine Arznei zu unserer Zufriedenheit zu finden, nie zögern dürfen, einen erfahrenen homöopathischen Spezialisten um Hilfe zu bitten, genauso wie wir erwarten, von Allgemeinärzten um Hilfe gebeten zu werden, wenn unsere Spezialität gefragt ist. Dies wird zur Glaubwürdigkeit von uns selbst und der Schule, die wir repräsentieren, beitragen.“

(J. B. Garrison)

Das sind wahre Worte und ein wohlbegründeter Rat. Der Chirurg und der Spezialist können in Verbindung mit kundiger homöopathischer Verordnung eine bessere chirurgische und spezielle Arbeit leisten, als auf jede andere Weise. Ohne solche Medikation kann er keine bessere Arbeit leisten als sein allopathischer Nachbar und braucht es nicht zu verlangen.

(Nash)

Hier sind unter *Mercurius* sieben Fälle aufgeführt. Sie könnten mit sieben multipliziert werden, wie wir es bei jedem unserer Polychreste tun könnten. Aber wir sollten nicht zu lange bei einem Mittel verweilen, und werden unsere Zusammenfassung hinzufügen:

1. Geschwollene schlaffe Zunge mit Zahneindrücken. Zahnfleisch ebenso geschwollen, schwammig oder blutend. Atem sehr übel riechend.
2. Schwitzt Tag und Nacht ohne Erleichterung.
3. Kriechende Kälte am Beginn einer Erkältung oder bei drohender Eiterung.
4. Erhöhte Schleimbildung auf den Schleimhäuten.
5. Feuchte Zunge bei intensivem Durst.
6. Drüsenschwellungen, kalt, mit Neigung zu Eiterbildung. Geschwüre mit speckigem Grund.
7. *Modalitäten:* < nachts, in der Bettwärme, beim Schwitzen, beim Liegen auf der rechten Seite.

Diese Reihe gehört zu fast allen *Mercurius*verbindungen, aber die sehr *gelb belegte Zunge* zeigt sich bei *Mercurius iodatus flavus*. Die Blasen- und Harnwegssymptome finden sich besonders bei *Mercurius corrosivus*. Was *Mercurius vivus* und *Mercurius solubilis* betrifft, so sind diese einander so ähnlich, dass gleich gute Verordner sie unterschiedslos anwenden. Dr. Adolph zur Lippe zog das *Mercurius vivus* vor, H. C. Allen das *Mercurius solubilis*. Ich benutze meist *Mercurius vivus*, aber für Hautaffektionen und für das zweite Stadium von katarrhalischen Beschwerden bevorzuge ich *Mercurius solubilis*. Keine Arznei ist von der alten Schule in Vergangenheit und Gegenwart mehr missbraucht worden. Es war Hahnemanns großes Antisyphilitikum, ist aber unter der stümperhaften Anwendung durch die Allopathen für Leiden verantwortlich, welche schlimmer als die eigentliche Erkrankung sind. Mit seiner wahllosen Verordnung und Überdosierung bei Leberträgheit und Syphilis stiften sie große Verwirrung, sowohl bei diejenigen, die sie behandeln, als auch bei uns, die viel damit zu tun haben, ihre arzneikranken und heruntergekommenen Patienten wieder in Ordnung zu bringen.

China

Fall 38: Rheumatismus

Mrs. Dr. Keese wurde von einem schweren entzündlichen Rheumatismus des Knies befallen. Die Schwellung war sehr rot und schmerzhaft. Sie hatte hohes Fieber, schnellen Puls, große Unruhe und eine außerordentliche Empfindlichkeit gegen den Schmerz. *Aconitum* brachte wenig Hilfe, wenn überhaupt etwas. *Bryonia*, gegeben wegen der < bei Bewegung und des großen Durstes, ließ die Patientin weiter leiden. „Warum", fragte sie, „helfen Sie mir nicht? Ich weiß, dass Sie es können, wenn Sie es nur wollen!" Das war schmeichelhaft und natürlich wollte ich „meine Sache gut machen". Ich deckte die Patientin auf, um das befallene Knie in Augenschein zu nehmen. Als ich meine Hand ausstreckte, um das Knie zu befühlen, schrie sie ängstlich auf: „Oh bitte, berühren Sie es nicht. Die leiseste *Berührung ist unerträglich* und *bringt mir stundenlange Schmerzen.*"

Ich sagte ihr, sie möge still halten, legte vorsichtig meine Hand auf das befallene Knie und erhöhte allmählich den Druck, bis ich hart und anhaltend drückte. Die Patientin sah erstaunt und beschämt zu mir auf und sagte: „Merkwürdig, Doktor, das macht mir keine Schmerzen, aber ich versichere Ihnen, dass die leiseste Berührung mich in heftigen Schmerz versetzte." Ich nahm den Druck so allmählich, wie ich es vermochte, zurück und die sonst übliche heftige Verschlimmerung setzte nicht ein. Sie bekam dann *China* C 200 und als ich sie 24 Stunden später besuchte, rief sie aus: „Na also, ich wusste es ja, dass Sie mir helfen können, wenn Sie nur wollen!" Es wurde kein weiteres Mittel mehr benötigt.

(Nash)

Fall 39: Neuralgie

C. P., ein Schneider, besuchte mich im Dispensorium, weil er seit langer Zeit an einer Gesichtsneuralgie litt. Er war von mehreren Ärzten der alten Schule behandelt worden, aber jeder sagte ihm, nachdem er ihn mit den verschiedensten Mitteln und Einreibungen erfolglos behandelt hatte, es bliebe nur noch die Operation. Der erkrankte Nerv müsse herausgeschnitten werden, das sei der einzige Weg, wie er jemals geheilt werden könne. Dies war für ihn stets das Signal, einen anderen Arzt aufzusuchen, weil ihm der Gedanke an eine Operation nicht zusagte. Er war so lange Zeit arbeitsunfähig gewesen und hatte alle seine Ersparnisse für Ärzte und Medikamente ausgegeben, dass er nun gezwungen war, es mit der Armenapotheke zu probieren.

Der Schmerz war nur auf der linken Seite von Gesicht und Hals. Er käme und schösse wie ein Blitz durch das Gesicht, besonders im Haus und ganz besonders, wenn er versuchte, an der Nähmaschine zu arbeiten oder wenn die Kinder Lärm machten. Die einzige Linderung erfuhr er, wenn er langsam in der frischen Luft umherging. Schlafen konnte er nur, wenn er feuchtkalte Tücher auf die linke Seite von Gesicht und Kopf legte. Wurden diese warm, weckten ihn die Schmerzen auf, aber nach erneutem Auflegen konnte er wieder einschlafen. Die Besserung durch Kälte, frische Luft und langsame Bewegung veranlassten mich, *Pulsatilla* CM zu geben, was aber vergeblich war.

Ich erklärte ihm nun, er müsse sich in Bezug auf seine Symptomenangaben irren, denn wenn sie korrekt wären, dächte ich, hätte Heilung erfolgen müssen. Er bestand jedoch darauf, dass seine Angaben korrekt wären und fuhr fort: „Wenn ich meine Nase und meine Wange noch so leicht berühre, so“, und er machte es mir vor, „dann rufe ich die Schmerzen hervor.” Sein Gesichtsausdruck und sein Stöhnen bewiesen, dass er mehr als erfolgreich gewesen war. Er hatte außerdem Verschlimmerung durch das geringste Geräusch im Haus, durch Wärme, beim Liegen auf der linken Gesichtsseite und durch Essen. Besserung durch frische Luft, langsames Gehen und durch Kälte im Allgemeinen. Täglich Stuhlgang, aber fast schwarz, Urin dunkelgelb.

Nun gab ich *China* C200, morgens und abends je ein Pulver einzunehmen. Nach drei Tagen kam er wieder und berichtete: „Seit dem zweiten Puder hatte ich keine Neuralgie mehr und habe seitdem jede Nacht gut geschlafen, ohne die kalten Tücher. Sie sind der dreizehnte Doktor, der mich behandelt hat und der einzige, der mich heilte."

(F. H. Lutze)

Diese beiden Fälle illustrieren das unerklärliche Symptom *leichte Berührung <, während starker Druck >*. Beachten Sie beim letzteren Fall trotz der augenscheinlich starken Indikationen für *Pulsatilla*, dass die schwarzen Stühle und der gelbe Urin zu *China* gehören und nicht zu *Pulsatilla*.

(Nash)

Fall 40: Meteorismus

J. Hall, ein junger unverheirateter Mann, litt seit langer Zeit an starken Blähungen des Abdomens, mit schweren Anfällen von Kolik. Als ich zu ihm gerufen wurde, lag er schon einige Tage im Bett, weil Kolik und Blähungen beständig zugenommen hatten. Er hatte eine dunkle Komplexion, war von mittlerer Größe und mittlerem Körperbau und hatte dunkle Haare und dunkle Augen. Er war gelbsüchtig und hatte einen gelben, wässrigen Durchfall, der mit viel Flatus abging, die Schmerzen aber nicht linderte und keine Verringerung des Bauchumfangs brachte. Das Abdomen sah aus wie das einer Frau kurz vor der Entbindung. Es war höchst tympanitisch und die Konvulsionen über der gesamten Länge des Dickdarms drückten sich heraus, so dass sie durch die dünne Bauchdecke zu sehen und zu fühlen waren, denn er war stark abgemagert. Er lag ausgestreckt auf dem Rücken, außer wenn die Schmerzanfälle kamen, dann warf er sich in Pein und stöhnend hin und her.

Ich versuchte mehrere Mittel, unter ihnen *Colocynthis, Arsenicum, Nux vomica* und schließlich *Dioscorea*, von dem ich dachte, dass es ihm sicherlich helfen würde, weil er sich *nach rückwärts bog*, statt sich vorwärts zu krümmen, und *Dioscorea*-

rea ist ein großes Flatulenzmittel und war mir bei derartigen Fällen von guten Diensten. *China, Carbo vegetabilis* und *Lycopodium* waren ebenso versucht worden. Sie wurden alle in der C30 und niedriger gegeben. Aber sie halfen nicht. Es war eine arme Familie und die Mutter, von den Nachtwachen stark erschöpft (es gab keine Nachtschwester zu ihrer Unterstützung) schlief eines Nachts ein. Der Patient wurde delirant vor Schmerz und floh aus dem Bett. Er wurde im Schlafanzug drei Meilen vom Haus entfernt gefunden und zurückgebracht. Natürlich war das eine schwere Entwicklung, aber sie hatten einen großen Vorteil: sie waren zu arm, um den Arzt zu wechseln oder eine Operation bezahlen zu können. Wie es meine Gewohnheit ist, setze ich mich hin und studierte den Fall noch einmal gründlich. Fast alle seine Symptome wiesen auf *China*, aber er hatte *China* niedrig gehabt. Es blieb nur noch eins, es höher zu geben. Aber in diesem verzweifelten Zustand? Ja, es war die einzige Möglichkeit. So gab ich ihm *China* 5 M, hergestellt auf meiner eigenen Potenziermaschine (damit wusste ich, was es war). Das Ergebnis war so, wie sich es ein Lippe nur wünschen konnte. Der furchtbare Schmerz ließ gleich, aber allmählich nach, die Aufgeblähtheit nahm allmählich ab, der Durchfall hörte auf, und einen Monat nach der ersten Gabe arbeitete er mit seinen Kollegen auf der Straße. Es gab keinen Rückfall. Es gab in diesem Fall ein sehr auffallendes subjektives Symptom, welches ich nicht erwähnt habe. Wie H. N. Guernsey es erläuterte: „Unbehagliche Aufblähung im Abdomen mit dem Verlangen aufzustoßen, oder *Gefühl, als ob das Abdomen vollgepackt wäre,* nicht im mindesten gebessert durch Aufstoßen." In diesem Fall half weder Aufstoßen noch Stuhlgang.

(Nash)

Fall 41: Neuralgie

Mrs. R., 65 Jahre alt, wurde sechs Jahre lang zu unterschiedlichen Zeiten von zwei Homöopathen wegen einer *trägen Leber* behandelt. Während dieser ganzen Zeit hatte sie keine natürliche Darmentleerung, der Stuhl musste mit Klistieren herausgespült werden. Sie hatte nicht das leiseste Verlangen nach Stuhl noch Drang.

Die Patientin war sehr schwach geworden und abgemagert und litt häufig und heftig an einer Neuralgie der rechten Gesichtsseite, welche die Behandlung ihrer Ärzte nicht zu lindern schien. Ein herbeigerufener Allopath gab ihr eine umfassende Verschreibung, die *Chinin, Strychninum, Aloe, Podophyllum, Euonymus* usw. enthielt, zu Pillen verarbeitet, von denen morgens und abends jeweils zwei zu nehmen waren. Die erste Gabe verschlimmerte so sehr, dass sie die zweite erst am nächsten Morgen einnahm. Dadurch wurde ihr Zustand aber noch schlimmer. Die Pillen wurden abgesetzt, und man rief mich. Ich fand die Patientin im Delirium, Temperatur 40°C, aber ich konnte keine weiteren Symptome erhalten.

Nux vomica C200, zur Bettzeit gegeben, brachte bis zum nächsten Morgen eine günstige Veränderung, aber zum Abend hin entwickelte sich eine Neuralgie auf der rechten Seite von Kopf und Gesicht, mit Symptomen von *Belladonna*. Dieses linderte die Neuralgie sofort, wie auch einen zweiten Anfall einen Monat später. In der Zwischenzeit und nach der zweiten Attacke wurde sie den Symptomen entsprechend behandelt, aber nach zwei Monaten erschien die Neuralgie wieder. Sie war diesmal auf der linken Seite von Kopf, Gesicht und Hals, mit genau den gleichen Symptomen. *Belladonna* besserte aber nicht und nachmittags verschlimmerte sich der Zustand. Mrs. R. erzählte mir, dass die *leiseste Berührung* nicht nur die Schmerzen verschlimmerte, sondern sie in ihrer schlimmsten Form hervorrief, wenn sie in der schmerzfreien Zeit berührt wurde. *Chininum sulphuricum* deckt all diese Symptome einschließlich dem Hervorrufen des Schmerzes durch Berührung, was es bei *Belladonna* nicht gibt. Ich gab ihr eine Dosis *Chininum sulphuricum* 45 M in Wasser, alle zwei Stunden zwei Teelöffel voll zu nehmen. Es kam allmählich zur Besserung, so dass sie nach vier Stunden schmerzfrei war und nie wieder einen Neuralgieanfall hatte.

(*F. H. Lutze*, 1893)

Fall 42: Durchfall

Ein dreijähriges, zartes Mädchen hatte seit drei Wochen einen es *erschöpfenden* Durchfall. Er ist nun schmerzlos und besteht aus bräunlich gelber Flüssigkeit mit viel unverdauten Speisen. Es hat 10 bis 12 Entleerungen in 24 Stunden und ist sehr geschwächt. *China* C200 alle zwei Stunden brachte in 36 Stunden entscheidende Besserung und zwei weiteren Tagen vollständige Heilung.

(J. B. Bell)

Fall 43: Malaria

Hat seit 6 Wochen Tertianafieber. Zunächst wurde *Pulsatilla* C200 gegeben, das zu verschlimmern schien und zu einer Quotidiana führte.

Die Symptome: Die Anfälle fingen um 8 Uhr mit starkem Frost und Schüttelfrost an. Dieser dauerte eine Stunde, danach *großer Durst*, gefolgt von Fieber *ohne Durst*. Kopfschmerzen. Gesichtsröte. Trockene, rote Augen und nach dem Fieber Schwitzen *mit Durst. Profuser Schweiß nachts*, besonders an den Stellen, auf denen er liegt. Große Schwäche nach dem Schwitzen. *China* C200, 10 Pulver, alle 3 Stunden eine Gabe. Es erfolgte schnelle Heilung.

(T. D. Stowe)

Ich kann mir nicht noch mehr Zeit für dieses große Mittel nehmen, obwohl ich noch viele Malariafälle hinzufügen könnte, die mit Hochpotenzen geheilt wurden. J. C. Roberts schildert im *Organon* (Journal), Vol. III, S. 236, sieben Fälle, die mit 87 M geheilt wurden. Er erklärt dazu: „Ich denke, dass diese wenigen Fälle jene Herren von ihrem Irrtum überzeugen sollten, darauf zu bestehen, dass die Verabreichung von *Chinin* notwendig sei, um *„die Froststadien zu durchbrechen*".

„Diese Fälle wurden als unheilbar betrachtet, aber sie wurden in der Malariaregion geheilt, in der die Ansteckung erfolgte, und die Patienten blieben dort auch wohnen ohne einen Rückfall."

China, wie auch seine Alkaloide, ist gut geprüft und kann potenziert in der Behandlung von Wechselfiebern mit großem Erfolg angewendet werden, wenn die Symptome es indizieren. Wenn es indessen nicht indiziert ist, wird es, genau so wie andere nicht indizierte Mittel, nicht heilen; und das *Chinin* in massiven Gaben unterdrückt nur vorübergehend und führt zu einer *Chinin*-Kachexie, die oft schwieriger zu heilen ist als die ursprüngliche Krankheit.

Ipecacuanha, Arsenicum, Natrum muriaticum, Pulsatilla, Ignatia, Eupatorium und viele andere Mittel können solche Fälle heilen, bei denen *Chinin* keine dauerhafte Heilung bringen kann. Ich habe hier ausführlicher über dieses Mittel geschrieben, in der Hoffnung, dass mancher Allopath oder Nur-dem-Namen-nach-Homöopath davon profitieren kann. Die Behandlung von Wechselfiebern ist ein gutes Feld, auf dem die Kraft und die Wahrheit des Einzelmittels, des Similimums und der geringsten Gabe demonstriert werden können. Und Wechselfieber bilden nur einen kleinen Teil des Betätigungsfeldes, auf dem dieses wertvolle Mittel in seinen zwei Formen so wunderbar wirkungsvoll ist.

(Nash)

Zusammenfassung

1. Schwäche und andere Beschwerden nach übermäßigem Verlust von Körpersäften, nach Aderlass, Leukorrhoe usw.
2. Profuse Blutungen mit Ohnmachtsanfällen, Verlust der Sehkraft und Klingeln in den Ohren.
3. Starke Flatulenz, mit der Empfindung, als ob das Abdomen vollgepackt sei, nicht > durch Blähungsabgang nach oben oder unten.
4. Schmerzloser Durchfall; Stühle gelb, wässrig, bräunlich, unverdaut.
5. Periodische Erkrankungen, besonders jeden zweiten Tag auftretend.

6. Außerordentliche Empfindlichkeit, besonders gegen *leichte Berührung*, Zugluft, Schmerz. Die spezifischen Sinnesorgane sind überempfindlich.
7. *Modalitäten*: < durch leichte Berührung, geringste Zugluft, jeden zweiten Tag. > durch *festen Druck*.

Natrum muriaticum

Fall 44: Unterdrückte Malaria

Ich wurde zu Mrs. D., einer 40-jährigen Frau, gerufen, die etwa 40 Meilen angereist war, um sich in meine Obhut zu begeben. Es ging um die Behandlung einer hartnäckigen und ernsten Entzündung beider Augen, ihrer Meinung nach von einer Erkältung herrührend, die bisher allen Heilungsversuchen getrotzt hatte. Die Entzündung war heftig, und die Augen waren derart empfindlich, dass jede Untersuchung, von einer nur flüchtigen Betrachtung abgesehen, unmöglich war. Ich zögerte etwas, die Verantwortung für diesen Fall zu übernehmen. Ohne Verzug erhielt die Patientin jene Mittel, die durch die Totalität der Symptome indiziert erschienen. An deren Namen kann ich mich nicht erinnern, da ich nun den Fall aus der Erinnerung schildere.

Diese Behandlung dauerte etwa drei Wochen und das einzige vorteilhafte Ergebnis war eine leichte Linderung der Symptome. Nicht zufrieden mit diesem armseligen Ergebnis und eifrig auf der Suche nach dem Grund für diesen Teilerfolg, kam ich zu der Einsicht, dass ich die Vorgeschichte dieses Falles wohl noch nicht ganz hatte in Erfahrung bringen können. Deshalb machte ich mich an eine Patientenbefragung. Es stellte sich heraus, dass Mrs. D. mit ihrem Mann einige Jahren zuvor aus London ausgewandert war und ein Stück Land nahe unserer Northern Railroad erworben hatte. Dies grenzte an ein Sumpfgebiet, und dessen Nähe rief immer wiederkehrende Malariaanfälle hervor. Gegen diese war reichlich und oft *Chinin* eingenommen worden, mit dem üblichen Erfolg, langfristig „die Froststadien zu durchbrechen“, wie es genannt wird, und, wie unsere Patientin annahm, die Krankheit zu heilen. Als die Frostschauer der Malaria aufgehört hatten, entzündeten sich unglücklicherweise die Augen, die bis dahin gesund waren, und dies so hartnäckig und so schwer, dass ein totaler Verlust des Sehvermögens zu drohen schien.

Mein Schluss hieraus war, dass die Malaria durch das *Chinin* nicht geheilt, sondern unterdrückt und damit in den Körper zurückgetrieben worden war. Sie zeigte, so dachte ich mir, ihre verderblichen Wirkungen nun in einer anderen Weise, in Form dieser Augenkrankheit. Sollten diese Schlussfolgerungen zutreffen, war anzunehmen, dass keine Besserung der Augen eintreten konnte, ehe nicht die hemmende und unterdrückende Wirkung des *Chinins* auf die Erstkrankheit antidotiert wurde. Wenn dies gelänge, könnte die Malaria wieder auftreten. Getrieben von diesen Gedanken und wegen einer *Übelkeit* als auffallendem, aber bis jetzt nicht beachtetem Symptom, gab ich *Ipecacuanha* C30, viermal täglich über mehrere Tage einzunehmen. Zu meiner Überraschung und Freude setzte eines Morgens gegen 9 Uhr ein starker Frost ein, wie ihn die Patientin so schwer bisher noch nie erlebt hatte, gefolgt von hohem Fieber und anschließendem Schweiß.

Der zweite Tag brachte eine Pause, am dritten Tag gefolgt von einem Wiederauftreten aller Symptome, Zeiten usw. wie am ersten Tag. Nun hatte ich eine klare Tertiana vor mir, beginnend um 9 Uhr morgens, woraufhin, einschließlich anderer Symptome, die ich nun vergessen habe, es keinen Grund gab, *Natrum muriaticum* nicht als *das* Mittel in Betracht zu ziehen. Es wurde als C30 verordnet, ebenso viermal täglich für eine Weile einzunehmen. Nach drei Anfällen, die neun Tage Zeit beanspruchten, kam die Krankheit nicht wieder und sie blieb geheilt, wie der weitere Verlauf zeigte. Zu meiner großen Freude hatte das *Natrum muriaticum* so gut gewirkt, dass nichts weiter nötig war. Kurz darauf hatte ich das Vergnügen, meine Patientin nach Hause zu schicken, geheilt sowohl von der Malaria als auch von den schrecklichen Folgen an den Augen, bewirkt durch ihre Unterdrückung.

(John Hall)

Dieser Fall zeigt erstens die Gefahr der beliebten Behandlung des Malariafiebers mit dem unvermeidlichen *Chinin* der alten Schule. Zweitens, dass die Vorgeschichte eines Krankheitsfalles sehr wichtig ist. Drittens, dass das angezeigte Mittel die unterdrückte Krankheit wieder hervorbringen kann und somit den Weg für die Verordnung des *heilenden* Mittels ebnet, welches, wenn es gleich zu Beginn verordnet worden wäre, den Fall problemlos sofort *geheilt* hätte.

Carrol Dunham heilte einmal einen sehr hartnäckigen Fall einer chronischen Krankheit, indem er ein Ekzem der Kopfhaut wieder hervorbrachte, welches Jahre zuvor mit Einreibungen unterdrückt worden war. Das Mittel war *Mezereum* C 200, wobei die ursprünglich Krankheit auf das Mittel passte.

Ich habe oft Ähnliches getan, und wir alle wissen, wie wichtig es ist, die psorischen, sykotischen und syphilitischen Komplikationen zu berücksichtigen, die nach ihren passenden Mitteln verlangen.

(Nash)

Fall 45: Malaria

Ich wurde zu Mrs. Shultz, einer jung verheirateten Frau gerufen, die kurze Zeit zuvor (ich glaube, vor drei Monaten) eine Fehlgeburt gehabt hatte. Sie hatte, unter der Obhut eines in hohem Ansehen stehenden Arztes der alten Schule, ihre Gesundheit nicht wiedererlangt, sondern war anämisch geworden, schwach und erschöpft, und ein schrecklicher Husten mit reichlichem Auswurf hatte eingesetzt. Der Arzt meinte, sie habe Schwindsucht und eine ungünstige Prognose.

Das war natürlich entmutigend, und da er sie so lange behandelt hatte mit nunmehr jenem Ergebnis, wurde der Arzt gewechselt.

Ich übernahm den Fall mit Besorgnis, da der vorherige Arzt ein Mann von anerkannten Fähigkeiten war, aber als ich den Fall beobachtete, stellte ich nach einigen Tagen fest, dass dem, was der Arzt hektisches Fieber an jedem Nachmittag nannte, jeden Tag um 10 Uhr vormittags ein ausgeprägter Frostschauer vorausging, mit uhrengenauer Regelmäßigkeit. Auch bemerkte ich, dass das hohe Fieber von einem sehr roten Gesicht und *klopfenden Kopfschmerzen* begleitet war, gefolgt von Schweiß, der alle Leiden *besserte*, und dass der schnelle Puls morgens fast normal wurde. Ich sah außerdem, dass die Patientin genau am Rande einer sumpfigen Moorlandschaft wohnte. So entschloss ich mich, den Namen, den der Arzt der Krankheit gegeben hatte, zu ignorieren und das Mittel zu geben, das die Symptome deckte. Ich gab *Natrum muriaticum*, obwohl es niemals einen Fall von Tuberkulose geheilt hatte und *heilte die Patientin* völlig und rasch.

(Nash)

Einige werden sagen, dass, wenn das Sputum, das bei der Patientin im Übermaß vorhanden war, mikroskopisch untersucht worden wäre und Bazillen aufgewiesen hätte, es nicht zu dieser glänzenden Heilung gekommen wäre. Möglich, aber ich habe einen Fall geheilt, der von Saranac (dem großen Zufluchtsort für Schwindsüchtige) als unheilbar entlassen worden war und der Bazillen im Übermaß hatte. Der Patientin war gesagt worden, dass sie längstens noch einige Monate zu leben habe. Wenn ein Fall nicht zu weit fortgeschritten ist, „fliehen die Wanzen" unter der Wirkung des homöopathischen Mittels. *(Nash)*

Fall 46: Unterdrückte Malaria

Eine 53-jährige Frau klagt über ein dumpfes, schweres Gefühl am ganzen Körper. Fast kontinuierlicher Kopfschmerz, der bei wolkigem und feuchtem Wetter schlimmer ist. Sehr empfindlich gegen kalte Luft, besonders am Kopf und an den Füßen. Schläft gut, hat aber schlimme Träume. Sie hat auch deutliche Zeichen von Leberstörungen, die nach ihrer Schilderung seit 25 Jahren bestehen. Die Verschlimmerungszeit all ihrer Symptome, besonders der Kopfschmerzen, ist zwischen 10 und 12 Uhr. Der Appetit ist im Allgemeinen gut; sie hat ein Verlangen nach Salz. Die Vorgeschichte zeigt, dass sie als Mädchen häufige und lang dauernde Anfälle von Fieber und Frost hatte, während derer sie große Mengen von *Chinin* in verschiedener Form einnahm. Sie sagt, dass sie sich seit dieser Zeit nie ganz wohl gefühlt hat. Sie hat ständig ein dumpfes schweres Gefühl in ihrem ganzen Körper.

Ihre einzige Erinnerung an diese Anfälle von Fieber und Frost ist, dass sie in diesen Zeiten sehr gerne Salz mochte; Gier nach Salz. Es ist offensichtlich, dass diese Patientin, als sie Fieber und Frost hatte, ein Fall für *Natrum muriaticum* gewesen wäre, und es ist wahrscheinlich, dass ihr Leben in der Zwischenzeit nicht so miserabel verlaufen wäre, hätte sie das Mittel in jener Zeit bekommen. Das Mittel ist in ihrem gegenwärtigen Zustand klar indiziert, besonders durch ihr Verlangen nach Salz und die anhaltenden Kopfschmerzen, < zwischen 10 und 12 Uhr, sowie ihre schlimmen Träume. Am 29. Januar erhielt sie 3 Pulver *Natrum muriaticum* M.

5. Febr.: Kopfschmerzen weniger; dumpfes, schweres Körpergefühl besser und keine schlimmen Träume. *Sacch-l.*

12. Febr.: Derselbe Bericht, weitere Besserung.

19. Febr.: Kontinuierliche Besserung.

4. März: Die Patientin fühlte sich weitgehend wohl und erzählte, dass die Besserung in der letzten Woche deutlicher war als in den vorherigen Wochen seit Einnahme des Mittels. Und dies, obwohl sie kein weiteres Mittel eingenommen hatte, sondern nur das, was bei ihrem ersten Besuch verschrieben worden war.

(C. M. Boger)

Fall 47: Malaria

R., ein 4-jähriger Knabe, hatte seit 14 Monaten anhaltende Anfälle von Malaria tertiana. Es war *Chinin* gegeben worden, bis der kleine Bursche vernünftigerweise die weitere Einnahme verweigerte.

Im August 1880 erfuhr ich, dass er seit 7 Monaten jeden zweiten Tag einen Anfall bekam. Die Malaria- und Chinin-Kachexie war ausgeprägt und der Schüttelfrost, der zwischen 10 und 11 Uhr begann, war begleitet von intensivem Durst nach großen Schlucken Wassers und während des nachfolgenden Fiebers klagte der Junge, sein Kopf „täte weh und hüpfe".

Es wurde eine Gabe *Natrum muriaticum* C30 am Ende eines Anfalls verabreicht. Er blieb bis Oktober frei von Anfällen. Dann kamen die Symptome wieder und eine weitere Gabe *Natrum muriaticum* wurde verabreicht, und seither (Mai 1881) hatte er keine Anfälle mehr. Er lebt weiter in demselben Gebiet, und sein Gesundheitszustand wird immer besser. Ich kam zu diesem Fall, als ich den Distrikt besuchte, in dem er mit seinen Eltern wohnte und erfuhr, dass es in der Nachbarschaft viele Fälle von ähnlichem Charakter gab. Ich ließ deshalb eine Phiole *Natrum muriaticum* dort, mit der Anweisung, bei jedem neuen Krankheitsfall eine Gabe zu verabreichen. Einige Monate danach erfuhr ich, dass mehrere Fälle mit diesem Mittel geheilt worden waren.

(Geo. H. Clarke)

Fall 48: Lebererkrankung

R., ein 12-jähriger Junge aus Parkgate litt seit einiger Zeit an Verstopfung, Appetitverlust, schmutziger Komplexion, Abmagerung, Stirnkopfschmerz, der sich zum Hinterkopf erstreckte, Schläfrigkeit abends und, als erstes Symptom morgens, einem dicken und garstig riechenden Urin.

Mit Ausnahme des „garstigen Geruchs", den mir der Junge nicht näher erklären konnte, finde ich alle diese Symptome in der Pathogenese von *Natrum muriaticum* in Allens *Enzyklopädie der Reinen Arzneimittellehre*, mit den jeweiligen Nummern 529, 353, 251, 885, 64, 970, 561. Daher *Natrum muriaticum* C6, 6 Kügelchen in Wasser, vor- und nachmittags. Nach Einnahme von 24 Gaben kam er wieder, von allen Symptomen geheilt mit Ausnahme des Uringeruchs und der Magerkeit. „Ich fühle mich viel besser." Die Verordnung wurde wiederholt, und der Patient kam nicht wieder. Sein Vater berichtete mir später, dass er vollkommen geheilt sei.

(Burnett)

Fall 49: Unterdrückte Malaria

Am 21. April 1878 kam John H., ein 29 Jahre alter Seemann zu mir. Er hatte im September 1877 in Kalkutta zwei- bis dreimal täglich Fieber und Frost mit wässrigem Erbrechen. War deswegen drei Wochen lang im Krankenhaus in Kalkutta und erhielt Brechmittel, *Chinin* und Stärkungsmittel. Nach drei Wochen wurde er als geheilt entlassen. Aber ehe sein Schiff den Hafen verließ, kehrte der Frost zurück, oder er hatte einen neuen, und bis zu seinem Heimathafen Liverpool hatte er eine Reise von fünf Monaten vor sich. Während der ersten drei Monate seiner Heimreise hatte er wöchentlich zwei bis fünf Anfälle und nahm vom Kapitän eine große Menge eines Pulvers, das nach seiner Schilderung offensichtlich *China*rinde war. Das Fieber ließ von ihm und der folgende Zustand blieb: „Schmerz in der rechten Seite unter den Rippen, kann nicht auf der rechten Seite liegen. Beide Waden sehr berührungsempfindlich, sie sind hart und steif. Linkes Bein halb gebeugt, kann es nicht strecken." In diesem Zustand war er zwei Monate auf See und zwei Wochen an Land, und so kam er zu mir, humpelnd am Stock und mit großen Schmerzen bei Bewegung.

Urin trübe und rot. Darmtätigkeit normal. Haut gelblich braun. Konjunktiven gelb. Trinkt täglich etwa 3 Pinten Bier. Ich empfahl ihm, zunächst seinen Lebensstil nicht zu ändern, bis er geheilt sei und dann weniger Bier zu trinken.

Den ersten Teil meiner Empfehlung befolgte er, wie ich von seinem Bruder erfuhr, über den zweiten Teil habe ich keinerlei Informationen.

Ich verordnete *Natrum muriaticum* C 6, 6 Körnchen in Wasser, alle 4 Stunden.

27. April: Der Schmerz in der Seite und dem Bein verschwand in drei Tagen völlig, und der Urin wurde sofort klar. Am vierten Tag kehrte der Schmerz zurück, jedoch nur an der linken Wade, die rot, schmerzhaft, angeschwollen ist und auf Druck eindellt. Er geht ohne Stock. Die gleiche Verordnung.

4. Mai: Fühlte sich weitgehend wohl, nur noch ein kleiner Schmerz in der linken Wade beim Gehen. Sieht recht gut aus und fühlt sich auch so; kam mit Leichtigkeit ins Zimmer ohne Stock.

Er meint vor einigen Nächten einen Schüttelfrost gehabt zu haben.

Er schwitzt noch jede Nacht. Seit er das Wechselfieber hat, muss das Bettzeug jede Nacht gewechselt werden.

Die gleiche Verordnung.

11. Mai: Sehr gut. Kein Mittel.

20. Juli: Weiterhin gut.

(Burnett)

Zusammenfassung

1. Melancholie. Niedergeschlagen. Traurig und weinerlich, Trösten verschlimmert.
2. Starke Abmagerung trotz guten Essens, besonders am Hals.
3. Anämie, mit berstenden Kopfschmerzen, besonders während den Menses. Auch Kopfschmerzen bei Schulmädchen.
4. Große Trockenheit der Schleimhäute von den Lippen bis zum Anus. Lippen trocken und rissig, besonders in der Mitte; Anus trocken, rissig. Fissuren. Verstopfung.
5. Herzklopfen, Herzflattern. Zeitweilig Aussetzen des Herzschlags. Herzklopfen derart gewaltig, dass es den ganzen Körper schüttelt, < beim Liegen auf der linken Seite.

6. Juckende Hautausschläge trocken oder feucht, < an den Haargrenzen.
7. *Modalitäten*: < 10 bis 11 Uhr vormittags (viele Beschwerden), besonders malariaartige Erkrankungen; Hinlegen, besonders auf die linke Seite; (Herz) Sonnenhitze oder Hitze im Allgemeinen; (körperliche Anstrengung). Missbrauch von Chinin oder Silbernitrat.

Ich habe für dieses Mittel mehr Fälle als üblich ausgewählt, weil es solch ein „heftiger Schlag" für die alte Schule ist, und ich es ihr „unter die Nase reiben" will. Wie ich es in meinem Buch *Leitsymptome in der homöopathischen Therapie* beschrieben habe: „Es gibt kein Mittel in der Materia medica, meine ich, über das die Fürsprecher der Tiefpotenzen und nur der tiefen, sich so ärgern wie über dieses. Die unzweifelhafte Heilung der hartnäckigsten Fälle von Wechselfieber mit der 200. Potenz verblüfft sie. Dass Leute, die Kochsalz in beträchtlichen Mengen essen, ohne dasselbe nicht leben können und doch nicht davon gesund werden, aber von demselben Stoff potenziert sehr wohl *gesunden*, in dem das Mikroskop, die Molekültheorie, die Spektralanalyse oder irgendeine andere (sogenannte) wissenschaftliche Methode nicht imstande sind, eine Spur davon nachzuweisen, will ihnen nicht einleuchten. Aber die Heilungen stehen da, wie der Blinde, den Jesus heilte. Es ist eine peinliche Sache, wenn solche Tatsachen unseren Vorurteilen gegenübertreten."

Jede medizinische Schule oder jeder Arzt einer medizinischen Schule, der sich weigert, solch Zeugnis von der Heilkraft dieses Mittels, gerade auch in den Hochpotenzen, zu akzeptieren (und es gibt viele andere Mittel, die ähnlich überzeugend sind) hat kein Recht, sich als wissenschaftlich oder gar vernünftig zu bezeichnen.

Calcarea carbonica

Fall 50: Metrorrhagie

Mrs. E. G., 36 Jahre alt, war von ihrem Hausarzt aufgegeben worden.

Sie kam aus einer mit Tuberkulose belasteten Familie, ihre Mutter und deren Eltern waren an Tuberkulose gestorben. Die Patientin hatte immer *sehr profuse* Menses, und, nachdem sie sich über neun Jahre nicht weniger als sieben Aborte beigebracht hatte, nahmen ihre Menses das Bild von wiederkehrenden Hämorrhagien an. Ihre Lungen waren schon immer sehr empfindlich; sie hatte mehr oder weniger immer Husten, erst *trocken* und *hackend*, später locker und hohl. Sie hatte zweimal Pneumonie, jedes Mal mit sehr zögerlicher Besserung. Gegenwärtig war sie auf dem Wege der Genesung von einer dritten und sehr schweren Pneumonie. Durch eine Unvorsichtigkeit ihrerseits nahm ihr Zustand eine ungünstige Wendung, und sie verfiel so rapide, dass ihr Fall hoffnungslos schien.

Symptome: Ständiger hohler, lockerer Husten. Extreme *Empfindlichkeit der Lungen gegen kalte Luft und Erschütterung. Reichlicher* und allgemeiner *Nachtschweiß* von saurem Geruch. *Extreme* Abmagerung. Verstopfung im Wechsel mit *wässrigem Durchfall. Große Verzweiflung.* Unaufhörliche *passive Blutung aus der Gebärmutter* von dunklem, fauligem Blut. *Calcarea carbonica* C30 war das erste und einzige Mittel. Unter seiner Einwirkung genas die Patientin nicht nur von der Pneumonie, sondern erlangte durch seine längere Anwendung einen überraschend hohen Grad an allgemeiner Gesundheit.

(Arndt)

Fall 51: Enterokolitis

Peckham, ein 18 Monate altes Kind, blonde Haare, blaue Augen, pausbackig bei Geburt, aber mit offenen Fontanellen und verschwitztem Kopf. Hat seit einigen Wochen einen Zustand, den der Arzt Cholera infantum nannte. Alle Sorten von Nahrungsmitteln waren versucht worden, bis ich gerufen wurde. Der Durchfall, *von einem sauren Geruch* und hell gefärbt, war nahezu unaufhörlich, in jeder Windel. Es gab auch häufiges Erbrechen einer *sauren* Substanz, und die Milch kam in großen geronnenen Stücken heraus. Starke Abmagerung. Wenn das Kind schlief, dann mit halb offenen Augen, und der Kopfschweiß durchnässte das Kissen in weitem Umfang.

Ich verordnete *Calcarea carbonica* 6 M (Jenichen), den Speisen beigemischt, wie es von Dr. Hering empfohlen wird. In ein paar Tagen setzte merkliche Besserung ein und setzte sich fort, bis der Patient völlig gesund war. Viele solcher Fälle sind verzeichnet.

(Nash)

Fall 52: Knochenkaries

Frank W., ein 10 Jahre alter Junge, blaue Augen, blondes, dünnes Haar, blass, dünnes Gesicht und von skrofulöser Disposition. Ein Jahr zuvor hatte sich auf der Innenseite des linken Tibiaschafts eine Periostitis ausgebildet. Der Fall stellte sich mir so dar: Der Knochen hat sich über die ganze Länge des Schaftes abgeschilfert. Das Geschwür ist so tief, dass nicht mehr als die Hälfte der tragenden Struktur übrig und das Bein sehr stark gekrümmt ist. Das Geschwür gibt eine anhaltende Absonderung ab, was nur noch geringe Lebenskraft zur Folge hat. Der Patient ist nicht nur sehr *abgemagert*, er hat auch ein hektisches Fieber und einen bösen Husten mit *Dämpfung in der rechten Lungenspitze.* Der Husten ist *trocken* und quält ihn *am Abend*; *Nachtschweiße.* Er bekam *Calcarea carbonica* C6 und wurde gedrängt reichlich Milch zu sich zu nehmen, der über 24 Stunden 3 Esslöffel Weinbrand zugegeben wurden. Die Geschwüre wurden geheilt und der Knochen in den nächsten 12 Monaten vollständig wiederhergestellt. Auch alle Spuren der Lungenerkrankung verschwanden, und ich habe auch von späteren Schwierigkeiten nichts gehört, wobei der Fall im Verlauf von sechs Jahren aus meiner Beobachtung schwand. Ich will noch hinzufügen, dass ich solche Knochengeschwüre, im Allgemeinen „Fiebergeschwüre" genannt, viele Male mit *Calcarea carbonica*, Milch und Weinbrand erfolgreich behandelt habe. Alle blieben geheilt, soweit ich es erfahren konnte.

(G. N. Brigham)

Ich meine, dass man die Milch und den Brandy nicht hervorheben muss. Mit jeder anderen nahrhaften Kost hätte *Calcarea* genau so geheilt. Ich erreichte gerade eine beachtliche Heilung von Knochenkaries mit *Calcarea hypophosphorosa*, ohne Anwendung von Stimulanzien.

(Nash)

Fall 53: Marasmus

Eddie D., 18 Monate alt. Am 30. Oktober 1881 brachte ihn seine Mutter zu mir. Sie meinte, sie habe alles getan, was sie konnte, und nun wünsche sie, dass ich ihn behandle, wenn ich glaube, dass ich ihm etwas Gutes tun könne.

Das Kind war blass, schlaff und sehr schwach. Helle, blaue Augen und goldenes Haar. Es hat seit drei Monaten Durchfall, der durch nichts zu stoppen war. Beobachtung der Mutter: „Er ist ein *liebes* Kind und schreit nur wenig." Als die Mutter mit ihm das Behandlungszimmer betrat, hatte er einen Keks gegessen. Ich wies sie darauf hin, dass ihr Kind eine schlechte Angewohnheit annehme. Sie entgegnete sofort: „Ich muss immer etwas zu essen bei mir haben, wohin auch immer ich mit ihm gehe. Er will *andauernd* essen; und er *liebt Eier*, aber ich weiß nicht, ob ich sie ihm geben kann oder nicht. Sie lassen seine Därme auslaufen. Jeden Monat hat er einen schlimmen Anfall. Ich habe das nun dreimal beobachtet."

Frage: „Wann im Monat?"
Antwort: „Bei Vollmond!"

Ich bemerkte einen wässrigen Schnupfen und ein Rasseln in der Brust. Sobald die Mutter ihren Mund öffnete, dachte ich mehr und mehr an *Calcarea carbonica*, das ich ihm in der 85 M Potenz verabreichte, eine Gabe, noch im Behandlungszimmer trocken auf die Zunge, dazu 13 Portionen *Sacch-l.*, eine Portion in einem halben Glas Wasser aufzulösen und alle zwei Stunden einen Teelöffel einzunehmen. Die Mutter wollte wissen, ob sie ihm weiterhin Eier geben könne. Ich sagte ihr, dass das Verlangen nach Eiern allmählich nachlassen würde und dass ich sie nicht von ihm fernhalten könne.

14. November. In jeder Hinsicht wesentlich besser. „Er verlangt nicht mehr so oft nach Eiern, seine Därme sind besser, aber er kann *noch nicht laufen.*" Ich sagte ihr, sie könne nicht erwarten, dass das Kind in 2 Wochen völlig gesund werde, wenn es seit drei Monaten krank war.

Sacch-l., 13 Pulver, auf dieselbe Weise zu verabreichen.

9. Dezember. Weiterhin Besserung. Er beginnt wieder zu laufen und hat keine Gier mehr nach Eiern, obwohl er sie weiterhin gerne isst. Die Mutter meint, dass die Därme wieder in Ordnung seien. Ich konnte in der Brust kein Rasseln mehr hören, und die Nase hatte aufgehört zu laufen.

Sacch-l., 9 Pulver.

Ich sagte der Mutter, sie brauche nur zurückzukommen, wenn es dem Kind wieder schlechter ginge, dann solle sie sich aber sofort melden. Ich habe wiederholt von dem Jungen gehört, und er ist immer noch „kräftig".

(Tom Hagen)

Zusammenfassung

1. Mangelhafte oder unregelmäßige Knochenentwicklung (weit offene oder nur zum Teil geschlossene Fontanellen); gekrümmte Wirbelsäule; deformierte Extremitäten.
2. Leukophlegmatische Konstitution oder Temperament (blond, dick, schlaff).

3. Kälte, allgemein und örtlich; objektiv und subjektiv, besonders als ob er kalte, feuchte Strümpfe anhätte; Erkrankungen durch Arbeiten in kaltem Wasser.
4. Allgemeine Schweiße (nachts und bei Anstrengung). Lokale Schweiße: Kopf (Kinder), Achselhöhlen, Hände, Füße usw.
5. Verdauungstrakt sauer (saurer Geschmack; saures Aufstoßen; Erbrechen saurer, geronnener Milch; saurer Durchfall).
6. Große Schwäche; kann nicht weit laufen oder Treppen oder Hügel steigen, wegen Atemnot; schnell überanstrengt beim Heben.
7. *Modalitäten*: < in kalter Luft; beim Steigen oder bei Anstrengung; durch übermäßige Menses, zu der sie sehr neigt.

Dies ist eine weitere der Arzneien, von denen wir ohne Hahnemanns Prüfungen und seinen Potenzierungsprozess nichts wüssten.

Wenn wir nach der Zahl der Krankheiten in Clarkes *Wörterbuch* und Herings *Leitsymptome* urteilen sollten, schiene es, als sei es ein Allheilmittel, und wenn homöopathische Ärzte von pathologischen Namen geleitet würden, träfe dies zu.

Aber wenn wir bedenken, dass die charakteristischen Symptome, die subjektiven wie die objektiven, zu seiner Wahl führen müssen, wird klar, dass das Mittel für jede oder alle genannten Krankheiten passen kann oder aber für keine. Dies ist der wahre Geist der Homöopathie, und jeder, der ihn ignoriert oder nicht begreift, wird zwangsläufig ein Routineverschreiber oder gar ein Stümper werden. Es scheint hier angemessen, auf die Tatsache hinzuweisen, dass die *Calcarea*-Verbindungen ihre familiären Ähnlichkeiten, aber auch ihre Besonderheiten haben. So hat *Calcarea carbonica* ein unwiderstehliches Verlangen nach *Eiern*, während *Calcarea phosphorica* nach Speck und *Schinkenschwarte* verlangt. Freilich ist es nicht Thema dieses Buches, erschöpfende Differenzierungen zu liefern, aber sie *müssen* gemacht werden, sonst ist das Ergebnis nur leidlicher Erfolg.

Phosphorus

Fall 54: Cholera

Es war im Jahre 1851, an einem jener unübertrefflich heißen Morgen, die hier im August vorherrschen, dass ich aus großer Entfernung zu einem Fall von Cholera gerufen wurde. Ein Redemptoristen-Pater[3] war die ganze Nacht bei dem Patienten geblieben, und da die scheinbar homöopathische Behandlung nicht den gewünschten Erfolg gezeigt hatte, bat er um weiteren Rat. Der Patient war ein abgemagerter Deutscher mit scharfen Gesichtszügen, ein Schneider, etwa 50 Jahre alt. Zwei Tage zuvor hatte er zum Abendessen in Blutwurst und Gurkensalat geschwelgt. Gegen 23 Uhr erkrankte er an asiatischer Cholera. Er erbrach immer noch und führte ab, mit heftigen Krämpfen in kurzen Abständen. Die ganzen Krämpfe und Reiswasserstühle hörten an jenem Tage auf. Das Hauptmittel war *Arsenicum album* gewesen. Von diesem Abend bis zum nächsten Abend musste er jedoch wieder dauernd erbrechen, und seine Erschöpfung wurde immer größer.

Er hatte sehr großen Durst. Er musste große Mengen kalten Wassers trinken, wonach er sich besser fühlte, *bis sich das Wasser im Magen innerhalb von 15 bis 20 Minuten erwärmte und er es wieder erbrach, um sich davon zu erleichtern. Erschöpfendes, schmerzhaftes Erbrechen und erneut Durst auf eine große Menge Wassers*. Eine Vielzahl von verordneten Mitteln brachte nicht die geringste Linderung.

Dieses, in diesem Fall durch die klinische Erfahrung herausgefundene Symptom – getrunkenes kaltes Wasser wird erbrochen, sobald es sich im Magen erwärmt hat – fand sich nicht in unserer Materia medica. Aber ich fand nach langem Suchen im 5. Band von Hahnemanns *Chronischen Krankheiten* unter Phos-

3 Mitglied des katholischen Erlöserordens, dessen Hauptaufgabe die Erlösung von Christen aus der Sklaverei war. (Anm. d. Übers.)

phorus, Symptom 745: *„Bei den schrecklichsten Qualen suchte er vergebens zu erbrechen, nur kalt Wasser Trinken erleichterte."* Nichts anderes konnte ich auf der Suche nach einem passenden Mittel finden und somit gab ich dem Patienten *Phosphorus* 19 M, gegen 21 Uhr mit der Anweisung, es alle zwei Stunden zu wiederholen, bis Besserung einträte. Am nächsten Morgen fand ich, dass dem Patienten nur diese einzige Gabe verabreicht worden war und dass die Besserung schnell voranging. Er wurde ohne eine weitere Medizin geheilt.

Anmerkung

Dieser Fall, hier kurz dargestellt, kann zu den *„berühmten Fällen"* gezählt werden. Nachdem dieser Fall geheilt und veröffentlicht worden war, haben alle dieses so oft bestätigte *Phophorus*-Symptom in unsere Materia medica aufgenommen: „Erbrechen dessen, was er getrunken hat, sobald es im Magen warm wird." Jeder weiß es, und die Wissenden fahren fort, dieses nicht selten auftretende Symptom mit *Phosphorus* zu heilen. Dieser Fall illustriert die Art und Weise, wie unsere Materia medica *entwickelt* wurde, wie Symptome, die von den Prüfern *nur ähnlich* den Symptomen des Kranken in seiner Krankheit beobachtet wurden, durch ein Mittel geheilt werden können. Die Bestätigung solcher Heilungen geben diesem Symptom – *als Ergebnis klinischer Erfahrung – ebensoviel Gewicht, als ob es bei einem Dutzend Prüfer beobachtet worden wäre.*

Mit *Nachdenken* könnten sich diejenigen, die andauernd auf dem Durchsieben unserer Materia medica bestehen, eines Besseren besinnen.

(A. Lippe)

Fall 55: Dysenterie

Vor einigen Jahren behandelte ich ein Kind, das seit zwei Wochen an einem hartnäckigen Anfall von Dysenterie litt. Mehrere Mittel hatten gänzlich versagt. Rat wurde eingeholt, aber unsere gemeinsamen Anstrengungen blieben gleich erfolglos. Bei einem meiner Besuche kam ich zufällig dazu, als die Mutter die Windeln wechselte. Dabei beobachtete ich, dass der Anus weit offen stand. Ich konnte meinen kleinen Finger 5 cm tief hineinstecken, ohne die blutigen Schleimhäute zu berühren. (Der Tenesmus war fast ununterbrochen vorhanden.) Weder Jahrs *Manual*, Bell in seinem *Über den Durchfall* noch Herings *Kurzgefasste Arzneimittellehre* enthielten dieses wichtige Symptom. Endlich entdeckte ich es in Lippes *Textbook* unter Phosphorus.[4] Drei Tage nach Einsatz des Mittels blieb nichts mehr von dieser heftigen Erkrankung, außer der noch vorhandenen Schwäche.

(Nash)

Dieser Fall wurde im Mai 1880 in *Hahnemannian Monthly* veröffentlicht. In der Juni-Nummer der gleichen Zeitschrift schrieb Dr. F. B. Manus aus Baltimore, Maryland: „Beim Lesen von Dr. Nashs Heilung wurde meine Erinnerung an etwas lebhaft wachgerufen, was ich vor 40 Jahren erfahren hatte, und zwar in Bezug auf dieses präzise Symptom und den Zustand, der bei *Phosphorus* erscheint, berichtet in der *ersten amerikanischen* Übersetzung der *ersten deutschen* Auflage von Jahrs *Manual*, übersetzt von der „Nordamerikanischen Akademie der Heilkunst; Allentown, 1838“. Unter der Überschrift „Anus und Darmausscheidungen" ist im Repertorium dieses Bandes „fortwährendes Offenstehen des Anus" zu finden. In dem Manual hat Phosphorus „Abgang von Schleim und Blut aus dem Anus, der *andauernd offen steht*". In Hempels Übersetzung von Jahr, große Ausgabe von 1848, zehn Jahre nach der Allentown-Ausgabe, steht als Symptom für *Phosphorus:* „Schleimabsonderung aus dem Anus, der ständig offen steht".

Nux vomica hat genau den *entgegengesetzten* Zustand von *Phosphorus*. Es hat blutigen Schleimabgang mit einem Gefühl von *Zusammengezogensein*. *Phosphorus* hat eine ähnliche Ausscheidung mit Erschlaffung und Offenstehen. Es wird sich für

4 Deutsch in Lippes *Grundzüge und charakteristische Symptome der homöopathischen Materia medica*, S. 588. (Anm. d. Übers.)

jeden Arzt auszahlen, bei allen Fällen von hartnäckiger Dysenterie *Phosphorus* zu studieren, besonders wenn die Krankheit *auf das Rektum beschränkt ist, in der Nähe des Anus oder ihn einbeziehend.*

Auch bei Fällen mit einem *entgegengesetzten Zustand, hartnäckiger Verstopfung* mit vergeblichem Drang, wenn die Krankheit *ihren Sitz im Rektum hat*, sollte die Aufmerksamkeit eines jeden scharfsinnigen Arztes auf *Phosphorus* gerichtet sein." Diese beiden letzteren Fälle von Dr. Lippe und mir selbst wurden angeführt, um zu zeigen, welch wertvolle klinische Symptome in unsere Materia medica kamen. Wie Dr. Hering zu sagen pflegte: „Sie kommen als *Sturzgeburt* zur Welt."

Nach meiner Meinung setzt das in keinster Weise das *Simileprinzip* herab, denn wenn unter der Wirkung eines potenzierten Mittels ein Symptom oder ein Zustand beseitigt wird, dann ist es berechtigt anzunehmen, dass die weitere oder erschöpfendere Prüfung des Mittels dieselben Symptome hervorrufen würde usw.

Es stimmt, dass Symptome verschwinden, mit denen ein Mittel nichts zu tun hat. Wenn dies aber wiederholt und unabänderlich geschieht, dann kann kein anderer Schluss gezogen werden, als dass es zu diesem Zustand homöopathisch war. Somit dürfen derart gefundene Symptome nicht leichtfertig verworfen werden. Wenn auch die pathogenetischen Symptome übereinstimmen, so ist das Ergebnis doppelt zuverlässig.

Fall 56: Kopfschmerzen

Mrs. M., 30 Jahre alt, dunkles Haar, dunkle Komplexion, von mittlerer Größe, hat *immer, wenn sie Kleider wäscht* oder schnell geht, folgende Symptome: Blutandrang zum Kopf, rotes Gesicht und rote Augen, Hitze im Kopf, Kopfhaut empfindlich gegen Berührung, plötzlich schießende Schmerzen im Kopf, besonders im Scheitel. Sie hat einen anhaltenden, harten Auswuchs an der linken Seite des Kopfes, wo Phrenologen die Vorstellungswelt lokalisieren, ebenso am Mittelhandknochen der linken Hand und am rechten Fuß. Nach dem Waschen schwellen diese Teile stark an, werden rot und heiß, mit schießenden Schmerzen.

Am linken Fuß ist nahe des kleinen Zehs ein kleines Geschwür.

Alle diese geschilderten Symptome sind so heftig, besonders die Kopfschmerzen, dass die Patientin im Bett liegen muss. Die Kopfschmerzen treten auch bei schnellem Gehen auf, so wie nach dem Waschen, aber viel stärker nach dem Waschen. Nach einigen Gaben *Phosphorus* CM stellte die Patientin fest, dass sie ohne Wiederkehr der genannten Symptome waschen und schnell gehen konnte. Auch das Geschwür am Fuß heilte aus. (Vergleiche *Am-c., Ant-m., Bell., Bry., Calc., Calc-p., Carb-v., Clem., Dulc., Lyc., Merc., Nux-m., Puls., Rhus-t., Sars., Sep., Sulph.* – Herausgeber.)

(Geo. G. Gale)

Anmerkung

Als ich diesen höchst interessanten Fall von Dr. Gale erhielt, hatte ich gerade einen ganz ähnlichen Fall zu behandeln, das heißt, Kopfschmerzen von chronischem Verlauf bei einer Waschfrau, die zeitweilig ihrer Arbeit nicht nachgehen konnte. Der Zustand war immer schlimmer beim Wäschewaschen oder Schnellgehen, besonders aber nach dem Waschen. Ihre Symptome waren mit den Symptomen der Patientin von Dr. Gale, welche kursiv gedruckt sind, identisch. Beträchtliche Besserung brachte die Gabe von *Pulsatilla* CM, nach einer Woche gefolgt von *Sulphur* MM, *Mercurius* XM (wegen Schmerz an einem kariösen Zahn und Gesichtsschmerz durch Wäschewaschen) und *Lycopodium* DM wegen Traurigkeit, düsterer Schwermut und schlechter Laune vor den Menses, mit heftiger Dysmenorrhoe, Rückenschmerz wie durchgebrochen, Kälte des linken Fußes. Aber es blieb Dr. Gale vorbehalten, eine schnelle und dauerhafte Heilung durch das Simillimum zu erreichen. Blutandrang zum Gesicht und zum Kopf mit Hitze, Kopfhaut empfindlich gegen Berührung, mit plötzlich in den Kopf schießenden Schmerzen, besonders zum Scheitel, hervorgerufen oder immer verschlimmert durch Wäschewaschen oder schnelles Gehen. *Phosphorus* wird heilen.

Am 17. des letzten Septembers war eine Waschfrau der Familie durch die eben genannten und folgende Symptome *„außer Gefecht gesetzt"*: Senkungsgefühl in der Magengrube. Übelkeit und Appetitverlust. Schlaflos, und wenn sie schläft, wacht sie immer mit einem kongestiven Kopfschmerz und Schwindelgefühl auf. *Sie fürchtet sich zu waschen.* Es wurde ihr *Phosphorus* CM gegeben, ein Pulver trocken auf die Zunge. Ich sah sie erst am 21. September wieder, als sie mir sagte, dass ihr „das letzte Medikament besser geholfen hätte als alle vorherigen zusammen". Dank der Vorsehung und ihrem Diener Dr. Gale. Ich entließ sie am 21. Oktober. Sie war wohlauf und gesund und konnte ihrem Beruf wieder problemlos nachgehen.

(Skinner)

Beim Durchgehen der Pathogenese von *Phosphorus* in Allens *Enzyklopädie* und beim Lesen der Symptome 3860 bis 3880 finden wir genugend Gründe, um *Phosphorus* bei *Blutandrang* zu Kopf und Gesicht zu verordnen, und Symptom 3869 lautet: „Starke Hitze im Gesicht mit roten Flecken *nach Waschen*."

(Nash)

Fall 57: Pneumonie

C. H. Nearing, etwa 30 Jahre alt, war von einer (doppelseitigen) Pneumonie befallen. Die rechte Seite war am schlimmsten. Große Atembeklemmung. Sehr hohe Temperatur und schneller Puls. Umschriebene Rötung der Wangen, am meisten rechts. Wenig Schmerzen. Ziemlich apathisch. Der Husten (zuerst ohne viel Auswurf) und die Atembeklemmung viel schlimmer durch Liegen auf der linken Seite. Er klagte über wenig Schmerz im rechten Unterlappen, die Hepatisation ging jedoch über die ganze Seite und war in einem beträchtlichen Maße auch links. Dieser Zustand hatte sich nach einem Frost zu Anfang entwickelt. *Aconitum* half nicht viel, obgleich es eine faire Chance gehabt hatte. Dann gab ich *Phosphorus* M in Lösung, alle 2 Stunden zu wiederholen.

In der Nacht kam seine Ehefrau zu mir in die Praxis gerannt. Sie fürchte, ihr Mann sei in einen Stupor gefallen und bat mich, sofort mitzukommen. In kürzester Zeit stand ich an seinem Bett und statt eines Stupors fand ich meinen Patienten in tiefem, aber ruhigem Schlaf, mit viel natürlicheren Atemzügen und gebadet in einem schönen, warmen Schweiß. Ich weckte ihn auf, und er machte einen langen Atemzug und meinte, dass er sich viel besser fühle. Dann hustete er und brachte einen Mundvoll eines blutigen Sputums hoch, mit großer Erleichterung. Es folgte eine schnelle und vollständige Heilung.

(Nash)

Ich könnte ein Buch mit ähnlichen Pneumoniefällen füllen, die mit *Phosphorus* geheilt wurden.

Fall 58: Pneumonie

Als ich 1876 in Liverpool, Pa. (Pennsylvania) wohnte, hatte ich einen schweren Anfall von Typhus. Wie mir später gesagt wurde (ich war im Delirium), wurde mein Zustand durch eine Hepatisation der rechten Lunge plötzlich sehr kritisch.

Phosphorus war das Mittel, ermittelt von den Ärzten Drysdale, Hayward und Hawkes, die mich behandelten, und unter seiner Wirkung kam es zu einer schnellen Genesung. Meine Symptome waren: Harter, trockener Husten, rostfarbenes Sputum, *< bei Dämmerung und bis Mitternacht*; *< beim Liegen auf der linken Seite*; *> beim Liegen auf der rechten Seite. Abdomen aufgetrieben, schmerzhaft, sehr empfindlich gegen Berührung.* Stühle übel riechend, blutig, unfreiwilliger

Abgang. Der *Anus schien offen zu bleiben*. Jedes der von mir kursiv gesetzten Symptome ist ein Schlüsselsymptom von *Phosphorus*. Wenn eines von ihnen vorhanden ist (mit oder ohne Pneumonie), ist *Phosphorus* mit großer Wahrscheinlichkeit das Heilmittel.

(J. H. Clarke)

Fall 59: Durchfall

Mr. van Hoesen, ein groß gewachsener Mann von mittlerem Alter, wurde von einem profusen, hellfarbigen, gräulich weißen Durchfall befallen. Er floss aus ihm heraus wie Wasser aus einem Hydranten. Nach jedem Abgang hatte er ein sehr *schwaches Gefühl von „Hinsein" im Abdomen. Ph-ac., China, Ars., Verat.* konnten die Entleerungen nicht beenden, obwohl sie jedes Mal etwas weniger wurden. Ich schaute mir die Stühle immer und immer wieder an und am dritten Tag entdeckte ich kleine weiße Partikel, die *wie Sago* aussahen, oder *wie kleine Talgstücke*, die auf der Oberfläche *schwammen*. Das war ein Schlüsselsymptom. Da konnte ich *Phosphorus* in dem ganzen Fall erkennen. Das Mittel in der C3 in Lösung, einen Teelöffel nach jeder Entleerung, heilte schnell.

(Nash)

Anmerkung

Wo wurde solch ein Symptom in Prüfungen hervorgerufen? Schauen Sie in Allens *Enzyklopädie* nach, Band XII, Seite 2025: „Dysenterie von wässrigen Stühlen, *mit weißlichen, gelben und käsigen Massen vermischt* und Tenesmus, wenn auch ohne blutige Stühle." Dieses Symptom in der Pathogenese wurde bei einer Frau beobachtet, die 1869 mit einem Aufguss von Streichhölzern vergiftet worden war, und wurde von Knoevenagl in der *Berliner Klinischen Woche* mitgeteilt. Dies ist verifiziert worden und findet darum auch seinen Platz in Bells *Über den Durchfall*: „Stühle wässrig, mit Klumpen von weißem Schleim oder *kleinen Körnchen wie Talg*."

Fall 60: Durchfall

2. Juli 1890. Mann, groß, gut gebaut; 47 Jahre alt. Seine Krankheit begann vor etwa drei Jahren. Er hat seitdem 35 Pfund an Gewicht verloren und nimmt immer noch weiter ab. Er ist immer weniger körperlich belastbar. Nachts schlaflos.

Vor zwei Jahren hatte er gelegentliche Anfälle von Durchfall, die von Beschwerden im Bauchraum begleitet waren. Nach diesen Anfällen nahm die Schlaflosigkeit zu. Manchmal halten ihn die Schmerzen im Abdomen nachts wach. Dumpfe Schmerzen durch das ganze Abdomen, < nachts, < wenn er sich am Tage hinlegt.

Reichlicher Schweiß bei geringster Anstrengung, sehr nervös, muss ständig in Bewegung sein. Der Stuhl ist hell gefärbt. Im Körper wird eine heftige Pulsation gefühlt. Starke Herztätigkeit und voller, schneller Puls, zwischen 95 und 100 pro Minute.

Der Patient hatte im letzten Winter „Grippe" und nimmt seither noch schneller ab.

Fettiges Häutchen auf der Oberfläche des Urins. Ziegelmehl im Urin, nicht immer.

Aufregungen bringen oft ein Gefühl hervor, als ob der Kopf oder Schädel oberhalb der Ohren rundherum abgetrennt sei und auf und ab bewegt würde. Er kann in jeder beliebigen Position schlafen.

Hitze schwächt ihn schnell, aber er ist nicht empfindlich gegen Kälte. Schwäche durch Überanstrengung von Körper oder Geist. Muss nachts zum Urinieren aufstehen. Urinmenge 2,3 bis 2,8 Liter, spez. Gew. 1030 bis 1035. Im Fermentationstest 12 bis 15 Gran Zucker pro Unze.

Kollern im Bauch. Dieser Patient hatte mehrere allopathische Ärzte aufgesucht, die ihm starke Mittel gegeben hatten, besonders *Podophyllum*, *Strychninum* und *Bark*[5]. Er hatte kei-

5 Wahrscheinlich die Rinde von Cascadra sagrada, einem amerikanischen Faulbaum, ein drastisch wirkendes Abführmittel. (Anm. d. Übers.)

nerlei homöopathische Ratschläge erhalten. Durst auf kaltes Wasser: Afterschmerzen. Es wurde ihm gesagt, er hätte eine Fissur am After. Einige Tage später, nach einem sorgfältigen Studium aller Mittel, die für diesen Fall in Frage kamen, erhielt der Patient *Phosphorus* CM. Es kam zunächst zu einer heftigen Verschlimmerung aller Symptome. Dann folgte allmähliche Besserung ohne weitere Mittelgabe bis zum 31. Oktober, als die Symptome begannen, wieder aufzutreten. Der Zucker im Urin war nach einem Monat verschwunden und seither nicht wiedergekehrt. Am 31. Oktober desselben Jahres erhielt er *Phosphorus* MM (Fincke). Er ist vollkommen gesund, betreibt aktive Geistesarbeit, und seine Ausdauer ist so groß wie zuvor.

(Kent)

Alle Schulen sind sich in ihrem Lob über dieses wunderbare Mittel mit seiner tiefen Wirkung und dem breiten Wirkungsbereich einig. Die alte Schule verwendet es im Allgemeinen in der einen oder anderen chemischen Kombination, weil es im reinen Zustand zu kräftig ist. Aber wir verstehen zu potenzieren und bedienen uns seiner wunderbaren Heilkräfte.

Wir bedauern, dass wir uns hier von ihm trennen müssen, wollen aber wenigstens noch eine kurze Zusammenfassung von diesem unseren „Freund" geben.

Zusammenfassung

1. Blasse, zarte, engbrüstige, schwindsüchtige Patienten. Zarte Augenwimpern, weiche Haare. Oder nervöse Wracks. Personen, die magnetisiert zu werden wünschen. Blasse, halb anämische, gelbsüchtige Personen.
2. Ängstlich. Allgemeine Ruhelosigkeit, kann nicht stillstehen oder -sitzen, < in der Dunkelheit oder wenn alleine gelassen und vor einem Gewitter.
3. In allen Körperregionen herrscht Brennen vor, so in Mund, Magen, Dünndarm, Anus, zwischen den Schulterblättern, heftig die Wirbelsäule aufwärts ziehend, im Handteller.

Hitze beginnt in den Händen und breitet sich zum Gesicht aus.
4. Verlangen nach kalten Dingen, Eiskrem, welche bekommt, oder kaltem Wasser, welches erbrochen wird, wenn es im Magen warm wird. Muss oft essen oder wird ohnmächtig. Muss nachts aufstehen, um etwas zu essen.
5. Sinkende Kräfte, Ohnmacht, leeres Gefühl in Kopf, Brust, Magen und im ganzen Abdomen.
6. Husten < von der Dämmerung bis Mitternacht, < beim Liegen auf der linken Seite, > auf der rechten Seite. Der rechte Unterlappen der Lunge ist am meisten befallen.
7. Profuser Durchfall, wie aus einem Hydranten herausspritzend. Wässrig, weiß oder gräulich, mit kleinen Stückchen wie Sago oder Talgklümpchen. Oder dysenterische Stühle mit Tenesmus und weit offenem Anus.

Antimonium tartaricum

Fall 61: Cholera

Ich möchte hier die Aufmerksamkeit auf den großen Wert dieses Mittels bei der Choleraerkrankung lenken. Raue sagt, *Veratrum* sei das wichtigste und am häufigsten angezeigte Mittel, und er erwähnt *Antimonium tartaricum* nicht einmal. Bell gibt ihm auch keinen besonderen Stellenwert. Jahr erwähnt es nicht in seinem *Vierzig Jahre*. Ich heilte zunächst mich selbst von einem sehr heftigen Anfall von Cholera, nach dem Versagen von *Ipecacuanha* und *Veratrum*. Die Besserung war derart *absolut* und die Wirkung dieses Mittels so deutlich spürbar, und erneut spürbar, als die Symptome wieder auftauchten und innerhalb von zwei Minuten nach der Gabe einiger Kügelchen in C3 auf die Zunge gelindert waren, dass ich es nie vergessen werde. Die Symptome, die bei mir vorlagen und die ich in vielen Fällen angetroffen habe und die

ausnahmslos durch dieses Mittel geheilt werden, sind (siehe Lippes *Textbuch*, Symptome 19, 20 und 21):
„Heftiger Brechreiz mit Schweiß auf der Stirn."
„Anhaltende Übelkeit, Erbrechen und Durchfall."
„Erbrechen von Speisen mit großer Anstrengung, *gefolgt von Schwäche, Frösteln und Schläfrigkeit.*" In den letzten vierzig Jahren habe ich dieses Mittel bei Cholera öfter indiziert gefunden als jedes andere. Ich benutze es von der C6 an aufwärts.

(Nash)

Fall 62: Krupp

23. Januar 1879. Ein kleines Mädchen, kaum mehr als 2 Jahre alt, hatte einen heftigen Kruppanfall. Gegen 18 Uhr wurde sein Atem stertorös, die Brustwände hoben und senkten sich wie ein Blasebalg. Sein Kopf war zurückgeworfen, und die Augen traten durch die Anstrengung zu atmen aus ihren Höhlen. Seine Stimme versagte vollständig, es konnte nur heiser flüstern. Die Haut war heiß und trocken. Zunge weißlich mit roten Punkten. Da mir das rechte *Simillimum* nicht klar war, verordnete ich zuerst in heißem Wasser ausgewrungene Tücher, auf Brust und Hals gebracht und gab, nach einigem Zögern, *Belladonna* C200.

Um 20 Uhr sah ich es wieder. Der Zustand war nicht besser geworden, aber dennoch wechselte ich das Mittel nicht. Da ich woanders hingerufen wurde, sah ich es erst gegen 23 Uhr wieder und musste feststellen, dass sein Zustand viel schlimmer war.

Es warf sich wild hin und her. Die Stirn war mit kaltem Schweiß bedeckt. Die Gesichtshaut, besonders um den Mund herum und auf den Wangen, zeigte durch schlechte Oxygenierung des Bluts eine dunkle Färbung. *Im Kehlkopf war ein Geräusch zu hören wie von einer Ansammlung von Schleim, der ausgeworfen würde, wenn er heraufkäme.*

In Hahnemanns Prüfungen von *Antimonium tartaricum*, 1824 in den *Archiven*[6] veröffentlicht, finden sich zwei oder drei Hauptsymptome, wie folgt:
„Der Schleim röchelt so in der Brust; es liegt ihr so auf der Brust." (Sy. 203)
„Kurzathmigkeit." (Sy. 213)
„Früh um 3 Uhr stöckte es ihr und benahm ihr den Odem, sie musste sich aufsetzen, um Luft zu bekommen." (Sy. 215)
„Bei jedem Anfang eines Hustenanfalls schnappt sie mehrere Male krächzend nach Luft, als wenn sie außenbleiben wollte, ehe sie die Macht bekömmt zu husten." (Sy. 216)

Die ersten dieser Symptome, (S. 79) in Kursivschrift hervorgehoben, sind von Dr. H. G. Guernsey brillant bestätigt worden und bilden einen Teil seiner *Notizen für Laien*. Beim Vergleich mit der Materia medica fand ich das eine Symptom, bei dem ich zweifelte, nämlich den kalten Schweiß auf der Stirn, in Lippes *Textbuch*, Symptom 69. So gab ich *Antimonium tartaricum* 54 M in Wasser.

In einer halben Stunde wurde das Atmen leichter, die Stimme kam zurück und kurz nach Mitternacht wurde der Husten lose und klang natürlich. Große Mengen von dickem, gelbem Schleim wurden ausgeworfen. Um 1 Uhr morgens konnte es Wasser trinken, ohne um Atem zu ringen. Da es ungeachtet seines Alters noch nicht entwöhnt war, gab die Mutter ihm die Brust. Es trank längere Zeit ohne Unterbrechung, ohne ein einziges Mal nach Luft zu schnappen. Um 2 Uhr morgens schlief es friedlich.

Am nächsten Tag wurde das Kind, während es mit warmem Schweiß bedeckt war, entgegen meinen Anweisungen einem frischen Luftzug ausgesetzt. Noch am selben Abend, gegen 20 Uhr, meldeten sich die gleichen Symptome in milderer Form zurück.

6 *Archive für die homöopathische Heilkunst*, herausgegeben und bis an sein Lebensende betreut von Dr. Ernst Stapf. (Anm. d. Übers.)

Das oben erwähnte Schlüsselsymptom „kam wieder heraus“ und ich gab ihm eine Dosis *Antimonium tartaricum* 45 M auf die Zunge. Nach ein, zwei Stunden ging es ihm besser.

(W. M. James)

Fall 63: Lähmung

Mr. Watrous, 85 Jahre alt, war plötzlich auf einer ganzen Körperseite gelähmt. Nach kurzer Zeit geriet er in einen Zustand von Bewusstlosigkeit und sein Atem wurde beschwerlich, mit grobem Schleimrasseln und Gesichtzyanose. Das sah, in Übereinstimmung mit seinem sonstigen paralytischen Zustand, wie eine Lähmung der Lunge aus. Aber er konnte noch schlucken, wenn ihm Flüssigkeit in den Mund gegeben wurde. So löste ich einige Kügelchen *Antimonium tartaricum* CM in Wasser und erklärte den Angehörigen, ihm jede Stunde einen Teelöffel voll zu geben, solange er noch schlucken könne. Der Erfolg war prächtig. Er kam rasch aus seinem komatösen Zustand und lebte noch zwei Jahre. Natürlich konnte er bei seinem Alter die gelähmte Seite nicht mehr regenerieren.

(Nash)

Ich hatte in meiner früheren Praxis einen sehr hartnäckigen Fall von Malaria. Ich hatte mich wochenlang mit den Routinemitteln abgequält (darunter auch *Chinin*) und war im höchsten Grade unzufrieden mit *mir selbst*, denn ich wusste, dass die Homöopathie toll war, wenn ich sie nur richtig anzuwenden wüsste. Schließlich gab ich auf folgende Symptome hin

1. Kurzer Schüttelfrost, gefolgt von
2. lang andauernder Hitze mit
3. Somnolenz, mit blassem Gesicht und Schweiß auf der Stirn

Antimonium tartaricum C200. Der nächste Anfall war wesentlich leichter, und der nächste ist seit dreißig Jahren nie gekommen.

(Nash)

Zusammenfassung

1. Große Ansammlung von Schleim in den Atemwegen mit grobem Rasseln und Unfähigkeit abzuhusten.
2. Gesicht sehr blass oder zyanotisch durch sauerstoffarmes Blut.
3. Schweres Koma oder Schläfrigkeit bei vielen Beschwerden.
4. Erbrechen, starke Übelkeit mit Erschöpfung, Kälte und kaltem Schweiß, und Schläfrigkeit.
5. Zittern: innerlich, des Kopfes und der Hände.
6. Dicke Hautausschläge, wie Pocken, oft pustelartig; so groß wie eine Erbse.
7. Modalitäten: > durch Auswurf von Schleim.

Carbo vegetabilis

Fall 64: Sprachstörung

Wm. T., 23 Jahre alt, beschäftigt als Schreiber, konsultierte mich und klagte über eine Sprachstörung, die seit 17 Jahren bestand. Es konnte keine Ursache gefunden werden, obwohl seine Mutter und andere Personen befragt worden waren. Der Fall zeigte sich wie folgt:

16. Februar: Er ist geistig schwach, meistens gleichgültig, mit Zeiten von Gereiztheit und Verdrießlichkeit. Stimmlosigkeit, < zwischen 16 und 17 Uhr; in dieser Zeit kann er nur ganz leise flüstern. < bei heißem Wetter, < im Winter, > durch Auswurf von einem Klumpen schwarzen Schleims. Vor dreieinhalb Jahren hatte er Typhus, mit allopathischer Behandlung. Seit dieser Zeit ist er „nervös" mit Zittern beider Arme. Dies ist ganz unabhängig davon, ob er arbeitet oder nicht.
Stimmverlust am Abend, *Brom., Carb-v., Phos.*
< im Winter, *Carb-v., Phos.*

< bei feuchtem Wetter, *Carb-v., Phos.*
< zwischen 16 und 17 Uhr, *Carb-v.*
Gleichgültig, apathisches Wesen, *Carb-v., Phos.*
> Auswurf von schwarzem Schleim, blieb unberücksichtigt, weil dies Pittsburgh ist.[7]

18. Februar: *Carbo vegetabilis* M, Einmalgabe.

25. Februar: Besserung, hat nachmittags etwas mehr Stimme. *Sacch-l.*

27. März: Anhaltende Besserung bis vor einer Woche. Erneut *Carbo vegetabilis,* diesmal 40 M.

25. April: Praktisch gesund. Der Patient meint, es sei phantastisch, seit er die Zeit und das Geld aufgewendet hat.

(Richard Blackmore)

Fall 65: Typhus

Während der schrecklichen Typhusepidemie in Ithaka (N.Y.) vor einigen Jahren wurde ich zu vier Fällen gerufen. Einer der schlimmsten war folgender: Nachdem ich drei leichtere Fälle zusammen mit dem Arzt, der mich gerufen hatte, angesehen hatte, gingen wir die Straße entlang und stießen auf einen Mann, der meinem Kollegen die Hand schüttelte. Der Kollege stellte mich dem Mann vor und erkundigte sich bei ihm nach einem weiteren Fall, seiner Nichte. Der Mann antwortete, es gebe keine Hoffnung mehr. Zwei Ärzte hätten sie gerade verlassen, weil sie im Sterben läge. Dr. E. sagte dem Mann, dass ich zu seiner Beratung hier sei. „Nun," sagte der Mann, „mein Bruder ist arm, aber wenn Ihr Kollege nach ihr sehen will, zahle ich die Rechnung." Sie war tatsächlich in einem scheinbar hoffnungslosen Zustand. Seit vierzehn Tagen hatte sie keinerlei Stuhlgang mehr gehabt, trotz überreichlicher Anwendung von Abführmitteln der alten Schule. Der Familie war gesagt worden, dass die Därme gelähmt seien und nie mehr in Gang kämen. Der Bauch war enorm aufgetrieben. Sie

7 Dort sind große Eisenerz- und Kohlenbergwerke. (Anm. d. Übers.)

lag auf dem Rücken mit hoch gelagerten Knien. Sie war kalt, und der Puls war flimmernd und schwach. Hippokratisches Gesicht. Ihr wurde Luft zugefächelt, als Versuch ihr die Atmung zu ermöglichen. Sie hatte nicht die Unruhe von *Arsenicum*. Sie war jenseits davon. Der Kollege sah mich an, und ich sagte, es gäbe nur noch eine ganz geringe Chance, und so empfand ich auch. Wir lösten einige Kügelchen *Carbo vegetabilis* C200 in Wasser, mit der Anweisung, alle zwei Stunden einen Teelöffel voll zu geben und uns wissen zu lassen, falls sie am nächsten Morgen noch am Leben sei. Sie lebte morgens noch und fühlte sich besser. Unter dem Mittel arbeiteten die Därme ein paar Tage später normal, die Tympanitis verschwand rasch. Nach *Carbo vegetabilis* wurde *China* C200 gegeben, und das Mädchen wurde gesund.

Ein weiterer Fall mit reichlichen Blutungen und der typischen *Blässe* des ganzen Körpers wurde ebenso geheilt.

(Nash)

Es wurden keine Stimulanzien eingesetzt. Das beste Stimulans ist das homöopathische Mittel.

Die Symptome und Krankheitszustände, welche nach dem Mittel verlangen, ganz gleich was für einen Namen die Krankheit hat, sind im Folgenden aufgeführt:

1. Lebenskraft nahezu erschöpft, vollständiger Kollaps.
2. Blut stagniert in den Kapillaren; venöse Schwellungen; Körperoberfläche kalt und blau.
3. Blutungen (Nase, Magen, Zahnfleisch, Darm, Blase oder jegliche Schleimhautoberfläche) mit starker *Blässe* der ganzen Körperoberfläche.
4. Die Schleimhäute verfallen, werden schwammig, bluten, werden geschwürig und faulig.
5. Enorme Flatulenz, in Magen und Abdomen, drückt nach oben (*Asaf.*).
6. Sauerstoffhunger; dekarbonisiertes Blut; ruft: „Fächelt mir Luft zu, fächelt *stark*."
7. Anämie, besonders nach akuten Erkrankungen, die den Patienten stark geschwächt haben.

Sepia

Fall 66: Verstopfung

Mrs. A. aus Delaware suchte mich vor einigen Wochen mit Beschwerden auf, die sie mit *Dyspepsie* bezeichnete. Ich bat sie, mir ihre Symptome der Reihe nach zu schildern, wie sie ihr am heftigsten erschienen, und ihre Antwort war, dass sie eine *Leere oder ein Hinsein im Magen* spüre, das ihr mehr Unbehagen bereite als alles übrige. Sie maß dem jedoch wenig Bedeutung bei, weil sie ohnehin alles, was sie esse, gleich wieder erbreche und deshalb hielt diese Leere und dieses Hinsein für einen Ausdruck von Nahrungsmangel. Ich bat sie, mir nur die Tatsachen aufzuzählen, ich würde dann selbst meine Schlüsse ziehen. Sie antwortete: „Ich erbreche tatsächlich nahezu meine ganze Nahrung. Ich habe *die ganze Zeit ein schmerzhaftes Leeregefühl in meinem Magen. Mein Schlaf ist unterbrochen und erfrischt mich nicht. Meine Eingeweide sind sehr verstopft,* wobei die Stühle sehr *knotig und sehr schwer zu entleeren* sind. *Seit zwei Jahren gibt es ohne Klistier kaum eine Entleerung,* und ich denke, derzeit sind die Därme ohne Klistier überhaupt nicht mehr in Gang zu bringen. *Mein Urin ist wolkig und übel riechend, und im Geschirr bildet sich eine harte Kruste, die schwer wegzukratzen ist.* Ich bin sehr schwach und fühle mich miserabel. Ich habe in den vergangenen zwei Jahren über 200 Dollar für Medikamente ausgegeben und zweifle, ob es jemals besser wird. Mein Mann hat mich gedrängt, Sie zu konsultieren."

Ich verordne immer *Sepia*, wenn bei einem Fall eine Reihe von Symptomen wie die obigen in Kursivschrift auftreten.

In diesem Fall gab ich der Patientin einige Kügelchen *Sepia* 55 M trocken auf die Zunge. Außerdem gab ich ihr drei Päckchen, jedes 12 Pulver *Sacch-l.* enthaltend, wovon sie zu jeder Nacht eins nehmen sollte. Dazu schärfte ich ihr ein, *auf gar keinen Fall* auf Klistiere oder andere Maßnahmen zurückzugreifen, um ihre Därme zu entlasten oder andere Symptome zu lindern, und mir in 40 Tagen Bericht zu erstatten. Sie meinte, sie würde es nicht mehr erleben, mich wieder zu sehen, wenn sie von den Klistieren lassen müsse.

Vor ein paar Tagen berichtete sie, dass sie, seit sie bei mir war, nicht mehr erbrochen habe. Ihre Eingeweide arbeiteten wieder ganz regelmäßig, und sie hatte keine Klistiere mehr gebraucht. Ja, es ging ihr so schnell wieder gut, dass ihr Mann ganz erschrocken war. Er kam an diesem Tag geschäftlich in die Stadt und wollte, dass sie extra käme und berichtete, was los gewesen sei, wo sie doch *so* lange *so* krank war und es ihr *so* schnell wieder *so* gut ging. Er verstand das nicht. *Sepia* 55 M, eine einzige Gabe, bringt in ähnlichen Fällen immer ähnliche Resultate hervor, wenn man der einzelnen Gabe genügend Zeit zur Wirkung lässt. Ich gebe nicht übereilt meine Erfahrungen weiter und begründe sie auch nicht an einem einzelnen Fall, sondern ich schildere meinen Weg, wo er gut ausgetreten ist, damit auch andere ihn mit Sicherheit gehen können.

(H. N. Guernsey)

Fall 67: Struma

Charlotte S., 33 Jahre alt, kam am 10. Juni 1909 in die Poliklinik. Sie klagte über eine Vergrößerung ihrer Schilddrüse, die sie erst seit vergangenem November bemerke. Sie war deswegen bei einem Arzt der alten Schule in Behandlung, jedoch ohne Erfolg.

Sie wird sehr heiser. Schmerzen zwischen und gerade unterhalb der Schulterblätter. Leukorrhoe. Im November Pleuritis, „kam nicht drüber hinweg“. Hämorrhoiden. Niedergedrückt, „macht sich Sorgen“. Rheumatische Familienanamnese. Ein Mal geimpft, angegangen. Mit vierzehn Jahren hatte sie schweres Rheuma. Anämie.

Jetzt sehr dünn. Sepiabraune Gesichtsfarbe. Anämisch. Übel riechender Atem. Herz und Brust ohne pathologischen Befund.

Die ganze Schilddrüse ist vergrößert und im rechten Lappen ist eine abgegrenzter Knoten von etwa 2,5 cm Durchmesser. *Sepia* C 200, nur eine Gabe.

14. Juni: Wesentlich besser, Verstopfung viel besser.

5. August: Sehr viel besser, „spürt die Schilddrüse nicht mehr". Die Zyste ist flacher. *Placebo.*

27. August: Dr. Weir (der die Patientin im August sah) schreibt: „Die Zyste ist unverändert, kaum zu spüren. Rheuma schlimmer morgens, Ruhe, Überanstrengung, am Anfang der Bewegung; besser bei andauernde Bewegung, Hitze. *Rhus toxicodendron* C 200, 3 Gaben."

4. November: Zyste nicht mehr zu finden, praktisch nicht mehr vorhanden. Noch Hämorrhoiden bei Verstopfung. Noch etwas Rheuma; Appetit weniger gut. *Sepia* C 200 (erst die zweite Gabe).

14. Dezember: Die Patientin zeigte sich freundlicherweise in Dr. Searsons Kurs für Post-Graduierte im Krankenhaus. Die Schilddrüse erschien völlig normal und von der Zyste war nichts mehr zu sehen

Dies war ein Fall von der Behandlung des Patienten anstelle des äußeren Krankheitsbildes. Denn *Sepia* erscheint nicht in der Liste von Heilmitteln, die für Schilddrüsenleiden nützlich sind. Aber sie war so typisch *Sepia*, dass ich gezwungen war, mit diesem Mittel zu beginnen.

Dr. Albrecht hingegen erzählte mir, dass „*Sepia* ein wunderbares Mittel gegen Kropf ist", wie er es bei vielen Schweizer Mädchen mit Kropf erfahren hatte, die er in seinem Dienst hatte. „Aber", fügte er hinzu, „*sie alle hatten Sepia-Symptome.*"

(Margaret L. Tyler)

Dieser Fall illustriert ein wichtiges Prinzip in der Homöopathie, nämlich, dass Arzneien eine mehr oder weniger starke Affinität zu bestimmten Personen haben. Hahnemann, Hering und alle Meister unserer Heilkunst bis auf den heutigen Tag erkannten das. Es wurde unter der „Rubrik" „Konstitution oder Temperament" zusammengefasst. Dies widerspricht aber nicht dem Simile-Satz, wie manche vermutet haben. Kein Mittel kann in seiner Prüfung am Gesunden ein Temperament hervorrufen. Aber ein bestimmtes Temperament kann für eine bestimmte Arznei empfänglicher sein als für eine andere. Da dies so ist, treten solche Symptome und Zustände natürlicherweise bei einem so gearteten Temperament auf, die nach diesem Mittel verlangen und, wie Mr. Armbruster in Bestätigung dieses Falles von Dr. Tyler beobachtet: *„Sie alle hatten Sepia-Symptome."* Niemand wird behaupten, dass *Nux vomica*-Symptome nicht bei einem *Pulsatilla*-Patienten auftreten können. Sie können es, obwohl sie es nicht oft tun werden, und *Nux vomica* wäre dann das Simillimum.

Dies wären Ausnahmen.

Ich erinnere mich eines bemerkenswerten Falles von mir selbst. Eine junge Frau hatte einen hartnäckigen und sehr quälenden, juckenden Hautausschlag am ganzen Körper. Ich konnte ihn nicht mit Sicherheit benennen und kann es auch jetzt nicht.

Sie lag mit ihm krank zu Bett, und ich konnte ihren Zustand für eine längere Zeit nicht bessern. Verwirrt und verdrossen saß ich an ihrem Bett und betrachtete sie, und plötzlich kam mir der Gedanke, dass dies ein klares *Lycopodium*-Temperament ist: Brünett, dunkle Augen, dunkle Komplexion und dunkles Haar. Scharfer Intellekt, aber schwache Muskelentwicklung. Obere Körperpartie und Gesicht dünn, untere Gliedmaßen kräftig. Nervös, reizbar, unbändig usw.

Ja, aber wie stand es mit den Hautsymptomen? Ich wusste, es *hatte* ausgeprägte Hautsymptome, aber war mir nicht sicher, dass sie zu diesem Fall passten. Ich war um einiges von meiner Praxis entfernt, sonst hätte ich hier und da auf die Materia medica Bezug nehmen können. Ich gab eine Dosis *Lycopodium* C 200. Am nächsten Tag traf ich auf dem Weg zu ihr ihren Vater. Er sprach mich an: „Hallo! Warum haben Sie Anna dieses Medikament nicht schon früher gegeben?" „Warum?" fragte ich. „Es hat ihr weitaus besser getan hat als alles andere, was Sie vorher für sie getan haben. Sie ist ein neuer Mensch!"

Ohne die Symptome hier aufzuzählen: als ich dazu kam sie nachzuschlagen, fand ich die Hautsymptome denen meiner Patientin sehr ähnlich. *Lycopodium* hatte das Simillimum-Temperament und alles andere, aber in diesem Fall hatte mich das Erkennen des *Temperaments* zu ihm geführt. Nun, ich gebe zu, ich hätte die Symptome kennen oder sie studieren müssen, bis ich sie gewusst hätte, aber ich war froh etwas über die Wichtigkeit des Temperaments bei der homöopathischen Verschreibung zu wissen und es nicht ignoriert zu haben. Die *Sepia-, Calcarea carbonica-, Nux vomica-, Chamomilla-, Pulsatilla-, Sulphur-*, usw. Temperamente sind uns vertraut wie Alltagsworte, und wir tun gut daran, sie zu erkennen.

(Nash)
Behandelt den Patienten.

Fall 68: Gebärmuttervorfall

Mrs. Alice W., 56 Jahre alt, wurde mit folgenden Symptomen ins Krankenhaus aufgenommen: Blasses Gesicht, gelbe Flekken im Gesicht, und ein gelber Sattel quer über die Nase. Jeden Morgen beim Erwachen klopfende Kopfschmerzen, die über den Tag andauerten. Ihr Abdomen war natürlicherweise sehr ausgedehnt, und sie wurde durch Kollern im Bauch belästigt. Alle Arten von Speisen bekamen ihr nicht, sie verursachten bitteres Aufstoßen. Nach dem Essen hatte sie ein Völlegefühl. Sie hatte einen vollständigen Uterusvorfall, mit einem fürchterlichen Gefühl des Abwärtsdrängens, gebessert durch Kreuzen der Beine.

Sie erhielt eine Gabe *Sepia* CM. Am nächsten Tag klagte sie nicht mehr über Kopfschmerzen, aber litt sehr stark unter kolikartigen Schmerzen im Bauchraum. Ich vergaß zu erwähnen, dass sie auch einen häufigen Harndrang hatte, dieses Symptom war auch gebessert. Der Zustand des Magens besserte sich täglich, bis ihr Appetit nach drei Wochen wieder recht gut war. Die Gebärmutter, wenn auch nicht in ihrer normalen Lage, war in die Vagina hochgezogen und machte ihr kaum noch oder gar keine Beschwerden mehr. Sie wurde nach Hause entlassen und ging wieder ihrer Hausarbeit nach. Ich sagte ihr, sie solle sich melden, falls die alten Beschwerden zurückkommen sollten. Nun, sie kommt jede Woche einmal, um sich ihr Medikament abzuholen (*Placebo*), weil sie die Wirkung des Mittels, welches ihr so gut getan hat, aufrechterhalten will. Die Patientin hatte 5 Gaben der Arznei, alle 5 Wochen wiederholt, und wird in jeglicher Hinsicht mit jedem Tag kräftiger und gesünder.

(Dr. Jennie Medley)

Man müsste viele Fälle anführen, um das weite Wirkungsfeld dieses wundervollen Heilmittels aufzuzeigen, das nur in der Homöopathie bekannt ist. Wir können den Platz hierfür nicht verwenden, und so will ich wenigstens unsere Zusammenfassung über seinen Bereich geben.

Zusammenfassung

1. Herabdrängende Schmerzen; muss eng sitzen und die Beine kreuzen, um ein Heraustreten aus der Vagina zu vermeiden.
2. Völle- und Schweregefühl im Becken, welches in den Anus hinab drückt, wie von einem Ball oder Gewicht. Heraussickern von Feuchtigkeit.
3. Hitzewallungen und Schwitzen, besonders im Klimakterium.
4. Quälendes Gefühl von Leere oder Hinsein in der Magengrube.
5. Allgemeine Erschlaffung. Schwach; fällt leicht in Ohnmacht, beim Knien in der Kirche. Vorfall der Gebärmutter und der Beckenorgane. Herabfallende Augenlider. Schwacher Rücken, < beim Gehen.
6. Kachektisches, gelbes Gesicht mit gelbem Sattel quer über die Nase. Gelbe „Mottenflecken" im Gesicht. Ringworm[8].

8 Tinea; Fadenpilzerkrankungen. (Anm. d. Übers.)

7. *Modalitäten*: < Stehen; langsames Gehen; Geschlechtsverkehr; Erschütterung; nach Schlaf; Wäschereiarbeiten; Milch (Durchfall); Klimakterium; Knien in der Kirche. > Sitzen mit überkreuzten Beinen; Lockern der Bekleidung; schnelles Gehen; frische Luft.

Ich sagte gewöhnlich am Ende meiner Vorlesung über *Sepia*, dass, wäre da ein Wort, das mehr als alle andere den Genius von *Sepia* am besten ausdrücken könnte, so wäre es: *Erschlaffung*.

Das Bild

Gebärmutterbänder erschlafft, so dass alles nach unten hängt.
Herabsinkender, schwacher Magen; daraus folgend Gefühl des Hinseins, von Schwäche.
Der Mastdarm kann die Fäzes nicht austreiben.
Gesicht eingesunken, die Augenlider fallen herab.
Im Rücken großes Schwächegefühl, < beim Gehen.
Venen erschlafft, angeschwollen; Pfortaderstauung.
Stauung in den Kapillaren; braune Flecken.
Abneigung gegen Geschlechtsverkehr (die Freude fehlt).
Allgemein: Schwäche, wegen Kleinigkeiten, beim Fahren, Gehen, Hinknien usw.
Keine Willenskraft mehr; *Gleichgültigkeit.*

Opium

Fall 69: Schlaflosigkeit

Miss B., Lehrerin, brünett, 26 Jahre alt, hatte mehrere Jahre unterrichtet und war sehr nervös und über ihre Arbeit besorgt. Sie bat mich, ihr etwas gegen ihre Schlaflosigkeit zu geben. Sie hatte bisher Sulphonal genommen, befürchtete aber, es würde ihr zur Gewohnheit werden. Tagsüber war sie mehr oder weniger schläfrig, ebenso abends, bevor sie zu Bett ging. Sobald sie aber im Bett war, verschwand die Müdigkeit, und sie lag stundenlang wach. Sie war nicht unruhig, hatte kein Muskelzucken oder Körperrucken. Das einzige auffällige Symptom, das sie hatte, war, dass ihr Gehörsinn sehr *geschärft* war. Sie sagte, sie könne jedes Geräusch im Umkreis einer Meile hören, bellende Hunde, krähende Hähne usw. Ich gab ihr drei Pulver *Opium* C30 mit der Anweisung, eines zu nehmen, wenn sie um 22 Uhr zu Bett ginge, und die anderen, wenn sie die Uhr schlagen höre. Sie nahm nur eine Gabe, da sie kurze Zeit danach eingeschlafen war. Sie hatte danach noch einen oder zwei ähnliche Anfälle von Schlaflosigkeit, aber *Opium* C30 half jedes Mal.

(Ella M. Tuttle)

Fall 70 : Typhus

Im Januar des Winters 1904 wurde ich von Dr. D. aus New York bei einem Fall von Typhus zu Rate gezogen. Ich fand den Patienten, der seit zwei oder drei Wochen krank war (ich weiß nicht mehr genau, wie lange), auf dem Rücken liegend, die Augen halb geschlossen, in schwerem Schlaf, mit schwerer Atmung und hochrotem Gesicht. Nur mit großer Mühe konnten wir erreichen, dass er jemanden erkannte, und sofort fiel er wieder in den soporösen Zustand. Es hatte Intervalle gegeben, in denen er in regelrechtes Delirium verfiel, aber meistens hatte der soporöse Zustand dominiert. Er war Börsenmakler an der Wallstreet, und sein Delirium drehte sich meist um sein Geschäft. Deswegen hatte er im ersten Stadium *Bryonia* erhalten, aber als das jetzige Stadium anfing, hatte der Kollege ihm *Hyoscyamus* verordnet, an das er sich seit einigen Tagen vertrauensvoll klammerte. Der Kollege ist ein guter Verordner, aber als ich mir den Fall sorgfältig betrachtete, sagte ich: *Opium*. Wir gaben es in C30 und als wir am nächsten Tag das Krankenzimmer betraten, begrüßte uns der Patient: „Hallo, Doktor, wie geht es Ihnen?" Jedes

Symptom hatte sich gebessert. Ich sah ihn danach 6 Tage lang, und die Besserung schritt voran. Der Kollege sagte, dass er anschließend noch einige Gaben *Rhus toxicodendron* gebraucht hatte und gesund wurde.

(Nash)

Es ist manchmal schwierig, zwischen *Opium* und *Hyoscyamus* zu entscheiden. Aber ich habe als eine Regel herausgefunden, dass bei ersterem der komatöse Zustand im Vordergrund war, während bei *Hyoscyamus* das hochgradige Delirium dominierte. Allerdings zeigen beide Mittel dies im Wechsel. Diese Doppelwirkung von Mitteln darf niemals außer Acht gelassen werden. Hier sind zwei Fälle, die das illustrieren, durch *usu in morbus*. Schnarchen oder Schläfrigkeit sind die primären Wirkungen von *Opium*, und die Schlaflosigkeit sein sekundärer oder reaktiver Effekt.

Es sei mir gestattet, meine Leser für weitere Erläuterungen auf mein Buch *Leitsymptome in der homöopathischen Therapie* hinzuweisen[9].

Fall 71: Konvulsionen

Ein Kind wachte durch augenscheinlichen Schreck auf, weinte und schrie, was seine Lungen nur hergaben, und war keinen tröstenden Worten zugänglich. Schließlich Spasmen, mitten hinein in extremes Umherwerfen und Unruhe. Es ruckte vom Kopf bis Fuß, warf seinen Kopf so weit zurück wie möglich, mit nach oben gedrehten Augen, offenem Mund und zitterndem Kinn. *Arme und Beine weit ausgebreitet.* Die Spasmen endeten in Schlaf, einer schweren, *gutturalen Atmung* sowie einem gelegentlichen, tiefen, *lang dauernden Seufzer.* Zittrige Glieder, hartes Abdomen und schwacher schneller Puls. Das waren die auffallendsten gegenwärtigen Merkmale.

9 Deutsche Ausgabe bis zur 18. Auflage S. 251, ab 19. Auflage S. 312; engl. 4. Auflage von 1913, S. 344. (Anm. d. Übers.)

Nach einer halben Stunde dieses unerquicklichen Schlafs erwachte das Kind mit gellendem Schreien, Umherwerfen und Zittern an Kopf und Gliedern sowie kurzem Rucken der Beugemuskeln und glitt dann sofort wieder hinüber in einen harten, ungeordnet entwickelten Spasmus mit all den charakteristischen Anzeichen des ersten Anfalles. *Opium* C 30 heilte.

(Baer)

Zusammenfassung

1. Abnormale Schmerzlosigkeit.
2. Mangel an Empfindungsfähigkeit. Mangel an Lebenskraft. Abgestumpfte Moral; der schlimmste Lügner in der Welt.
3. Umgekehrte Peristaltik und fäkales Erbrechen.
4. Schreck. Konvulsionen. Die Furcht des Schrecks besteht weiter.
5. Schläfrig, kann aber nicht schlafen. Hört jedes Geräusch, welches normalerweise unbemerkt bleibt.
6. Sehr heiße, stark schwitzende Haut.
7. Tiefer Stupor, mit dunkelrotem Gesicht und schnarchender Atmung.

Arsenicum

Fall 72 : Magenkarzinom

Am 31. Juli 1887 wurde ich zu J. P. G., einem 66 Jahre alten Mann gerufen. Er war groß, hager, gebeugt, abgemagert, von gelber wächserner Komplexion. Seine Lippen und seine Zunge hatten die gleiche Farbe. Eine vollständigere Blässe konnte es nicht geben. Seit mehr als zwanzig Jahren hatte er unter einem verdorbenen Magen gelitten, der von den Ärzten als Dyspepsie und Gastralgie bezeichnet worden war. Seit einem Jahr oder länger war sein Zustand von Erbrechen seiner Nahrung begleitet, besonders wenn er feste Nahrung zu sich nahm. Aus diesem Grund hatte ihn sein Arzt seit etwas über einem halben Jahr auf eine ausschließliche Diät mit peptonisierter Milch gesetzt. Er sollte täglich 3 Liter davon trinken, eine Portion einer vorgegebene Menge alle drei Stunden. Manchmal wies sie der Magen sehr bald von sich, andere Male ging es zwei bis drei Tage lang ohne Erbrechen.

Hunger war ein ständiges Symptom. Das Erbrechen trat gewöhnlich ohne Übelkeit auf, es gingen ihm aber stets starke Schmerzen im Hypogastrium voraus sowie heftiges Aufstoßen von geruchloser Luft aus dem Magen, was momentane Erleichterung brachte. Blähungsabgang aus dem Darm brachte ebenso Erleichterung. Er hat seit etwa 6 Jahren eine doppelte Hernie und eine chronische Prostatitis, die ihn seit etwa 10, 12 Jahren zwang, einen Katheter einzusetzen, um die Urinausscheidung zu gewährleisten. Während der heftigen Schmerzanfälle, die in Erbrechen endeten, und auch zu manch anderen Zeiten, war es unmöglich, den Katheter einzuführen, ehe er nicht einen Blähungsabgang aus den Därmen hatte, dann war es ohne Schwierigkeiten möglich.

Sein Schlaf war sehr gestört, und wenn er schlief, konnte er sicher sein, gegen 3 Uhr morgens aufzuwachen und bis nach Tagesanbruch wachzuliegen. Er hatte viel Brennen und Wundheitsgefühl im Magen, zur Linderung nahm er Haushaltsnatron ein, was er für das beste Mittel hielt.

Als ich ihn aufsuchte, war er gerade aus einer Sommerfrische heimgekehrt, wohin er auf Anraten eines Arztes gegangen war, in der Hoffnung auf Besserung. Er war mitten in einem seiner Anfälle schweren Leidens, der ihn während der ganzen Heimfahrt begleitet hatte. Der Anfall war so schwer, dass er und seine Freunde dachten, er würde sterben, ehe er heim käme. Ich fand ihn im Bett, aber in solch einer Agonie, dass er alle seine Anstrengungen aufgegeben hatte, durch Lagewechsel Erleichterung zu erfahren. In einem Augenblick setzte er sich auf und stieß Mengen von geruchloser Luft auf, im nächsten lag er auf seinem Gesicht oder krümmte sich, um die Beine gegen den Bauch zu drücken. Er war durstig, traute sich aber nicht, zu trinken, weil Wasser in seinem Magen zur Qual wurde. Er beschrieb die Schmerzen als brennend, zermalmend, drückend und manchmal schneidend und reißend. Er war verstopft und hatte ohne Einläufe nur selten Stuhlgang.

Ich gab *Nux vomica* C30, in häufigen Wiederholungen, aber ohne sichtbare Besserung, bis er etwa eine Stunde nach meiner Ankunft erbrach.

Er erbrach volle 1 1/2 Liter einer milchigen Flüssigkeit, wie Milch gemischt mit leicht schlammigem Wasser, von leicht saurem Geschmack und Geruch, aber ohne Klumpen. Das Erbrechen brachte sofortige Erleichterung und ich ließ ihn bei *Nux vomica,* alle drei Stunden eine Gabe.

31. Juli: Ich fand den Patienten aufgeheitert und behaglich. Die Milch wurde abgesetzt und stattdessen Haferschleim verordnet. Das Mittel wurde weiter gegeben

1. August: Ich fand den Patienten wohlauf nach einer Nacht mit viel Schlaf. Das Mittel wurde weiter verabreicht. Gegen 21 Uhr wurde ich wieder zu ihm gerufen und fand ihn wieder in großer Qual, die sich bis nach Mitternacht fortsetzte. Manchmal stieß er Mengen von Luft auf, mit Erleichterung für einen Augenblick. Er neigte dazu, sich zusammenzukrümmen, um seinen Bauch zu pressen oder seine Arme um die Beine zu falten, mit oder ohne Kissen. Ich gab *Colocynthis* C30 alle paar Minuten. Nach einer Stunde oder mehr untersuchte ich gründlich das Abdomen und fand etwas, was mir vorher nicht aufgefallen war und was eine deutliche Verdickung der Magenwand nahe des Pylorus zu sein schien, so auffallend, dass es Krebs sein musste. Endlich, nach fast vier Stunden schweren Leidens, erbrach er erneut 1 1/2 Liter und war erleichtert.

Die ausgeschiedene Masse hatte die Farbe und das Aussehen wie Kaffeesatz. Er erhielt weiter *Colocynthis* C30, alle drei Stunden eine Gabe, falls er wach war.

2. August: Ich fand den Patienten frei von Schmerzen nach einer Nacht mit gutem Schlaf. Der Auswurf der Nacht zuvor, soviel in eine Literflasche passte, sah aus wie Kaffee, und der Satz füllte etwa ein Drittel des Gefäßes.

Wegen der Schwere des Falles schlug ich den Angehörigen vor, weiteren Rat einzuholen. Der Vorschlag wurde freudig angenommen, und der Patient und seine Frau wählten Dr. Smith aus Geneva, New York, einen Homöopathen mit viel Erfahrung, sowie ihren Freund, der auch seit 6 Jahren der behandelnde Hausarzt war, Dr. Coe, der ein „regulärer“ ist. Nach drei Tagen begegneten wir uns am Bett des Patienten. In der Zwischenzeit hatte der Patient *Arsenicum* 40 M (Fincke) in Lösung erhalten, alle drei Stunden einen Teelöffel voll. Bis zum Morgen unseres Zusammentreffens hatte der Patient kein Erbrechen, als er nach einer kurzen Phase des Leidens, ähnlich dem oben beschriebenen, aber viel weniger heftig, etwa einen Viertelliter Kaffeesatz erbrach. Nachdem ich den Kollegen eine Schilderung des Falles gegeben hatte, bat ich sie um eine Untersuchung und Stellen einer Diagnose. Dr. Smith überzeugte sich selbst, dass in der Gegend des Pylorus eine Verdickung des Magens war. Dr. Coe suchte danach und meinte, er spüre etwas, war sich aber nicht so ganz sicher.

Ich zeigte dann das Erbrochene von jenem Morgen und den drei Tagen zuvor, und beide Kollegen kamen zu der Überzeugung, dass dies ein Fall von Magenkrebs war. Die Prognose war sehr ungünstig.

Das Mittel wurde nicht gewechselt, und *Arsenicum* wurde bis zum 8. August ein Mal alle vier Stunden weitergegeben. Dann war so offensichtlich, dass es dem Patienten besser ging, dass *Sacch-l.* gegeben wurde.

Ich sah ihn jeden Tag, aber während die Fähigkeit zur Nahrungsaufnahme täglich besser wurde, so dass er ein- bis zweimal am Tag mit Vergnügen und Behagen etwas Rindfleisch zu sich nehmen konnte, wollte die Verstopfung nicht weichen. Deshalb erhielt er am 25. August *Nux vomica* 50 M, eine Gabe, gefolgt von *Sacch-l.* Am 5. September erhielt er eine zweite Gabe und dann wieder *Sacch-l.* Die Verstopfung wurde gebessert, und ich konnte den Patienten am 22. September ohne weitere Medikation entlassen.

Die Besserung begann mit der Verordnung von *Arsenicum*, und nach jenem Morgen des Kollegentreffens am Bett des

Patienten trat kein Erbrechen mehr auf. Aber er war so schwach, dass er bis zum 31. August tägliche Visiten brauchte, obwohl er zuvor mehrere kurze Fahrten in einem leichten Wagen unternommen hatte. Zehn oder zwölf Tage bevor ich ihn aus meiner Obhut entließ, saß er in seinem Büro und arbeitete jeden Tag einige Stunden.

Am 26. April besuchte er mich, um zu berichten, dass er am nächsten Tag mit seiner Frau nach Colorado fahren werde. Er fügte hinzu, dass er jetzt 90 kg wiege, mehr als jemals zuvor in seinem Leben, und dass er Appetit und Freude am Essen habe wie ein kleiner Junge. Seine Blässe war total verschwunden, und er hatte gesunde rote Wangen.

(Hawley)

Fall 73: Magenkarzinom

Ich hatte einen ähnlichen Fall. Er bestand schon lange. Der Magentumor oder vielmehr der Tumor unterhalb der Magengrube hatte die Größe meiner zwei Fäuste; er war sehr groß. Nach zweimaligem Erbrechen von Kaffeesatz kam eine Waschschüssel voll Erbrochenem, das aussah wie Melasse. Es gab Anzeichen der Zersetzung. Dieser Fall erhielt eine Gabe *Arsenicum*, danach keine weiteren Gaben. Der Patientin geht es seit zwei Jahren gut. Keine Mittelwiederholung.

(Biegler)

Fall 74: Ekzem

Florence Johnson, eine junge Frau, wurde seit längerer Zeit von einer chronischen Gastritis heimgesucht. Sie konnte keine normale Nahrung zu sich nehmen ohne starkes *Brennen* und Unbehagen in ihrem Magen. Dieser Zustand des Magens wurde gebessert, wenn sie an beiden Ohren ein Ekzem hatte, was sehr schmerzhaft und *brennend* war. Sie konnte die Ohren zuweilen heilen, aber in dem Maße, wie ihr das gelang, kehrten die Magensymptome zurück. Sie nahm dann erheblich an Gewicht ab. Ich hatte ihr *Sulphur* und *Graphites* ohne merklichen Erfolg gegeben und auch *Arsenicum* C 30 und C 200. Schließlich beschloss ich ihr *Arsenicum* in einer höheren Potenz zu geben. Sie bekam *Arsenicum* 37 M, auf meiner eigenen Potenziermaschine hergestellt, und der Effekt war wundervoll. Das ganze Problem verschwand schnell, und sie hat seit nunmehr einigen Jahren keine Beschwerden mehr. Ich vergaß zu erwähnen, dass sie auch Probleme der Kopfhaut hatte, von ähnlicher Art wie das an den Ohren, die ebenso verschwanden.

(Nash)

Fall 75: Masern

Jennie Marit, eine junge Frau, hatte Masern. Einige Tage lang ging alles gut. Der Ausschlag kam richtig heraus, als er plötzlich *in der Nacht* ohne ersichtlichen Grund von der Haut verschwand und eine heftige Atemnot einsetzte, mit großer *Unruhe und Umherwerfen in Angst und extremer Schwäche*. Das waren alles *Arsenicum*-Symptome und dieses Mittel, in häufig wiederholten Gaben, besserte alle diese quälenden und gefährlichen Symptome in sehr kurzer Zeit, und die Patientin erholte sich schnell.

(Nash)

Fall 76: Magenschmerzen

Mrs. Hayford, 35 Jahre alt, hatte heftige Anfälle von Magenschmerzen. Sie kamen *kurz nach Mitternacht und dauerten bis 3 Uhr früh*. Ich fragte sie nach dem Charakter ihrer Schmerzen. Sie antwortete: „*Brennen,* als ob mein Magen voll glühender Kohlen wäre." „Was haben Sie selbst dagegen getan?" „Alles mögliche, aber die einzige Linderung, die ich kriegen kann, ist *mit einer heißen Bettflasche*, die ich quer über meinen Magen halte, umherzugehen. Aber nun habe ich Blasen davon bekommen, und ich werde schwach vor Schmerzen und fehlender Ruhe, richtig *erschöpft*." Der blutigste Anfänger würde nicht zögern, für diesen Fall *Arsenicum* zu verordnen, was auch ich tat, mit dem Versprechen, sie am nächsten Tag aufzusuchen. Ich war zu dieser Zeit sehr beschäftigt und vergaß den ganzen Fall eine Woche lang, bis ich an ihrem Haus vorbei kam und er mit wieder einfiel. Ich ging hinein und fand die Patientin bei ihrer Hausarbeit mit strahlendem Blick und glücklich. „Nun," sagte ich, „wie geht es Ihnen? Sind Sie tot, gesund oder haben Sie einen anderen Doktor? Ich hatte Sie vergessen." Sie antwortete: „Ich bin nicht tot oder habe nach einem anderen Doktor geschickt. Und ich hatte keine Schmerzanfälle mehr. Aber, Doktor, kann das Mittel Salzfluss[10] hervorrufen?" „Ah, Sie hatten Salzfluss, bevor das Magenweh begann?" „Ja." „Sie heilten oder richtiger Sie unterdrückten ihn mit einer Salbe?" „Ja." „Das war der Grund für Ihre Magenbeschwerden." „Aber Doktor, ich will keins von beidem." „Wir werden versuchen, dass beides verschwindet." Was ich auch tat, indem ich *Arsenicum* weiter wirken ließ.

Etwa ein Jahr später zog sie weg von Cortland. Wenn das Ekzem auch noch nicht völlig geheilt war, war es doch sehr viel besser geworden.

(Nash)

Ich habe diese drei eigenen Fälle hier geschildert, nicht nur um die Homöopathizität von *Arsenicum* vom Standpunkt der Symptome aus darzustellen, sondern auch um die nahe Beziehung der Haut zu inneren Erkrankungen zu zeigen, was manche leugnen. *Arsenicum* ist gewiss eins unserer größten antipsorischen Mittel.

Man bräuchte ein Buch, umfangreicher als ich dieses machen möchte, um diesem Mittel mit seinem weiten Umfang und seiner tiefen Wirkung Anerkennung zu zollen.

(Nash)

---

10 Nässendes Ekzem. (Anm. d. Übers.)

Fall 77: Ein komplizierter Fall

Mrs. B., 45 Jahre alt, hatte viele Jahre lang unter einem sehr empfindlichen und reizbaren Magen sowie einem aphthösen Mund gelitten (geheilt durch *Phytolacca*), alles Folge von dem, was man fälschlicherweise wissenschaftliche Behandlung nennt. Sie litt auch unter Heufieber, das jedes Jahr am 16. September wiederkehrte.

Nach jahrelanger Abwesenheit kehrte die Patientin am 26. Juli aus Europa zurück. Die Rückreise war sehr unangenehm gewesen, während der ganzen Fahrt war sie seekrank. Von der Zeit an, als sie Liverpool verließ, bis ich am 27. Juli zu ihr kam, hatte sie buchstäblich keine Nahrung zu sich genommen. Zerstoßene Eiswürfel waren das einzige, was über ihre Lippen kam. Ich fand sie aufrecht sitzend, von Zeit zu Zeit sich anstrengend zu erbrechen, sehr schwach; Puls 116 pro Minute. Sie klagte über einen heftigen Schmerz im Hinterkopf, mit großer Hitze, was sie durch Auflegen zerstoßenen Eises versucht hatte zu lindern. Urinausscheidung unterdrückt. Mund trocken und heiß. Sie hatte seit 14 Tagen nicht geschlafen und konnte sich wegen einer großer Nervosität, wie sie es nannte, nicht hinlegen. Diese Nervosität zwang sie dauernd, ihre Lage und den Stuhl zu wechseln. Sie wanderte die ganze Nacht von Stuhl zu Stuhl, was sehr unangenehm war. Völlige Abscheu vor Speisen. Seit einigen Tagen hatte sie einen wässrigen, sehr übel riechenden, schwarz aussehenden Durchfall. Die Mittelwahl war einfach genug. Ich gab ihr am 27. Juli (um 10 Uhr) *Arsenicum album* 50 M (Fincke), auf die Zunge. Am 28. Juli hatte sie von 22 Uhr bis 1 Uhr in ihrem Bett geschlafen, dann wurde sie nervös und unruhig. Sie sagt aber, sie fühle sich besser. Kein Mittel.

29. Juli: Sie hat die ganze Nacht im Bett verbracht und geschlafen. Der Durchfall kehrte nicht wieder. Urinausscheidung wieder in Gang gekommen. Die Umschläge mit heißem Wasser auf ihrem Kopf haben ihre Schmerzen sehr gebessert. Sie nahm später Milchtoast zu sich, was ihr gut bekam. Puls unter 90. Sie ist fröhlich und hoffnungsvoll.

31. Juli: Hatte eine noch bessere Nacht. Es geht ihr in jeder Hinsicht besser. Sie klagt aber über heftige Schmerzen in einem entzündeten Ballen des linken Fußes. Dieser ist stark entzündet und sticht. Ich gab ihr nun 1 Gabe *Nitri acidum* CM (Fincke).

1. August: Der entzündete Fußballen ist weniger schmerzhaft, ansonsten ist jedoch keine merkliche Änderung festzustellen.

2. August: Der Fußballen bessert sich weiterhin und am 3. August ist kein Schmerz und keine Entzündung mehr in ihm. Am Abend desselben Tages wurde ich wieder zu ihr gerufen und fand sie erneut recht krank. Der Durchfall und das Erbrechen sind mit großer Heftigkeit zurückgekehrt. Puls über 110 pro Minute. Derselbe Kopfschmerz wie am 27. Juli war zurückgekommen, ebenso die große Unruhe. Ich gab ihr eine Gabe *Arsenicum album* (Fincke) trocken auf die Zunge. Am nächsten Tag fand ich sie in einem besseren Zustand vor, und das setzte sich in den nächsten Tagen fort. Am 6. August begann der Fußballen wieder zu schmerzen wie am 31. Juli. Ich gab kein Mittel. Die Besserung schritt in zufrieden stellendem Maße weiter voran. Als der 16. September kam, hatte sie in der Nacht gegen 1 Uhr etwas Atembeklemmung, was sie an die schrecklichen Asthmaanfälle erinnerte, die sie Jahre zuvor hatte. Für eine halbe Stunde musste sie aufrecht sitzen. *Kein Mittel.* Sie genas völlig und ging einige Wochen lang auf Reisen. Sie hatte kein Heufieber und hat seither über nichts zu klagen. Sie erfreut sich eines besseren Gesundheitszustandes als die Jahre zuvor.

(Ad. Lippe)

Dies ist ein sehr lehrreicher Fall, und er illustriert einige wohlbekannte Prinzipien. Zunächst: das *Nitri acidum* hätte nicht gegeben werden dürfen, weil die Entzündung des Fußballens nur ein Teil des Krankheitszustandes war, für den das richtige Mittel schon verschrieben worden war. Dies wird durch die Tatsache belegt, dass mit dem Verschwinden der Entzündung des Ballens die Originalsymptome wiederkehrten. Hering pflegte zu sagen, dass es in Ordnung sei, wenn eine Krankheit von innen nach außen gehe; von außen nach innen aber sei falsch. Wir alle wissen, dass dies in Bezug auf Hautausschläge im höchsten Maße richtig ist. Mit anderen Worten: wenn sich eine Krankheit von lebenswichtigen Organen oder Zentren nach außen oder nach unten zu den Extremitäten verlagert, so ist dies günstig. Belassen Sie das Mittel, das diese Wirkung gebracht hat. Weiterhin lehrt uns dieser Fall, dass, obgleich hier ein Fehler begangen wurde (und dem besten Verschreiber passiert so etwas), dieser nicht irreparabel war und die Wiederholung des ursprünglichen Mittels den Fall heilte. Irrtümer werden jedoch nicht immer so leicht in Ordnung gebracht: Somit liegt es in unserer Verantwortung, sehr genau zu beobachten, was ein augenscheinlich neues Symptom oder ein neuer Zustand zu bedeuten haben, ehe wir uns einmischen.

Dieser Fall von Dr. Lippe (der einer der besten Verordner war, die je gelebt haben), ist dem Journal *Organon*, Vol. I, S. 39 entnommen. Er hat darin einen noch ausführlicheren Kommentar zu diesem Fall gegeben, der zu lang ist, um ihn hier zu wiederholen. Er ist es jedoch wert, nachgeschlagen und gelesen zu werden.

(Nash)

Fall 78: Ischias

Mrs. Jehial Clark, etwa 60 Jahre alt, litt an einer der schwersten Formen von Ischias. Ihr Bruder, Charles Sanders, aus New York, ein „Lehrbuchfall", war bereits ein Krüppel durch diese Krankheit, nach allopathischer Behandlung. Im Fall dieser Patientin waren die Schmerzen heftig, mit deutlicher brennender Empfindung. Sie wurden von 1 bis 3 Uhr morgens sehr viel schlimmer. Sie war durch ihr Leiden außerordentlich erschöpft. Die einzige Möglichkeit, wie sie zu etwas Ruhe kam (denn sie war äußerst unruhig und wollte fortwährend von einem Ort zum nächsten) war durch Beutel mit heißem trockenen Salz, ständig entlang der Nerven aufgelegt. Es gab noch andere Symptome, aber diese reichen aus, um das Mittel zu zeigen, welches ein Homöopath natürlicherweise verschreiben würde. *Arsenicum album* wurde gegeben, in C30 und C200. Zu meiner Überraschung kam nichts Gutes von ihm. Dann wurde *Sulphur* verabreicht, wegen der Möglichkeit, dass Psora diesen Fall verkomplizierte, aber auch das brachte keinen Erfolg. Nun wurden andere Mittel versucht, natürlich erfolglos.

Etwas sprach für mich: die Krankheitsgeschichte ihres Bruders, die schon viel länger ging. Daher wollte sie nicht zur alten Schule zurück, zumal er als unheilbarer Krüppel daraus hervorgegangen war. Es war noch in der ersten Zeit meiner Praxis, und ich war noch nicht weit über die C200 hinaus gekommen. Nun hatte ich aber in meiner Praxis ein Exemplar von Jenichens 8000ster, und da alles andere nicht geholfen hatte, entschloss ich mich zu einem Versuch. Ich gab sie aufgelöst, mit schneller und anhaltender Besserung. In unglaublich kurzer Zeit ging es ihr gut, und sie hatte niemals wieder einen Rückfall ihres Leidens, obwohl sie vier Wochen lang gelitten hatte, bis sie diese Gabe erhielt.

(Nash)

Dieser Fall illustriert die Wichtigkeit unseres dritten Prinzips, nämlich der *kleinsten Gabe* und bedarf keiner Diskussion.

(Nash)

Zusammenfassung

1. Große Ängstlichkeit und Unruhe, treibt den Patienten von Ort zu Ort.
2. Große Erschöpfung (manchmal plötzlich). Absinken der Lebenskraft.
3. Heftige, brennende Empfindungen.
4. Starker Durst. Trinkt oft, aber wenig auf einmal. Kaltes Wasser bekommt nicht.
5. Atemnot oder schwieriges Atmen bei Bewegung, besonders beim Ersteigen einer Anhöhe.

6. Gleichzeitiges Erbrechen und Stuhlgang, < nach Essen oder Trinken.
7. *Modalitäten*: < in kalter Luft, durch kalte Dinge, kalte Anwendungen und zwischen 1 und 3 Uhr morgens. > in warmer Luft oder im warmen Raum und durch heiße Anwendungen an den betroffenen Teilen.

Siehe meine *Leitsymptome* für weitere wichtige Symptome.

Moschus

Fall 79: Angina pectoris

Eine 72 Jahre alte Dame, Mrs. C., konsultierte mich im September 1877 wegen einer Empfindung von Zittern rund um das Herz mit Zusammenschnüren in der ganzen Brust, fast bis zum Ersticken.

Tatsächlich glichen diese Symptome einer Angina pectoris, was auch durch das Vorhandensein, wenn auch nicht sehr betont, eines Arcus senilis bestätigt wurde. Ihr Puls war 88 pro Minute, mit Atembeklemmung. *Sie fühlte sich dauernd genötigt, einen tiefen Atemzug zu tun.* Mein Partner Dr. T. R. Jones, nunmehr in Birkenhead, der zufällig hereinkam, stimmte mit mir überein, dass *Moschus* angezeigt war. Ich hatte einen neuen Kasten von 30er Potenzen bei mir, hauptsächlich amerikanische Verreibungen. Ich gab der Patientin sofort einen Globulus *Moschus* C30 trocken auf die Zunge und löste drei Globuli in Wasser auf, mit der Anordnung alle 2 bis 3 Stunden einen Teelöffel davon einzunehmen. Nach der ersten (trockenen) Gabe fühlte sich Mrs. C. wesentlich besser und nach drei weiteren Gaben recht wohl.

Drei Monate danach ein ähnlicher Anfall, nicht so heftig. Er wurde mit *Moschus* C30 ebenso schnell geheilt.

(Dr. J. M. Moore)

„Das Schlüsselsymptom in diesem einzigartigen Fall ist zweifellos Engegefühl der Brust, so dass man tiefere Atemzüge als gewöhnlich nehmen muss'" (Allens *Enzyklopädie*, Vol. VI, S. 407).

Moschus hat im Denken der Ärzte keine große Bedeutung, weil es als Parfüm Verwendung findet und offensichtlich in vielen Fällen kaum Schaden anrichtet. Aber das ist kein guter oder ausreichender Grund, es als Arznei zu unterschätzen. Kent und Cowperthwaite erwähnen es in ihren Materiae medicae nicht, aber Lippe tut es (im *Textbuch*), und ich habe das Symptom, so wie es hier beschrieben ist, „Erstickendes, krampfartiges Zusammenschnüren der Brust, besonders sobald er kalt wird", verifiziert[11].

Seine günstige Wirkung ist nicht auf hysterische Fälle beschränkt, obwohl es dort außerordentlich nützlich ist.

(Nash)

Digitalis

Fall 80: Wassersucht

Ein Junge hatte Scharlach. Am 12. und 13. Tag nach Auftreten des Ausschlags hatte er eine Schwellung der rechten Hand und Finger, mit spärlichem, stark gefärbtem Urin. *Digitalis* CM (Fincke), alle 4 Stunden eine Gabe, insgesamt vier Gaben. Am nächsten Tag Hand fast wieder normal, Urin freier fließend und blasser. Wurde gesund. Einundvierzig Mittel sind bei Bönninghausen und bei Jahr unter „Schwellung der Hände" aufgeführt. Diese Liste schließt *Cactus* oder andere in neuerer Zeit geprüfte Mittel nicht mit ein. Weder die Schwellung noch der stark gefärbte, spärliche Urin sind für irgendein

11 In der Auflage von 1904 ist in Kents *Materia medica* Moschus aufgeführt, ebenso in der deutschen Ausgabe. (Anm. d. Übers.)

Mittel diagnostisch, das wird bei vielen gefunden. Sollen wir theoretisieren, pathologisieren und behaupten, dass die Nieren die Quelle des Unheils seien und wir unsere Anstrengungen auf die Wiederherstellung ihrer Ausscheidungen richten müssten? Wenn dem so ist, was sollen wir geben? Soll es *Digitalis* sein oder *Apis* oder *Terebinthina*? Alle und viele mehr wirken auf die Nieren. Nein, der homöopathische Arzt nimmt scheinbar unbedeutende Symptome wahr, die für den (ausschließlichen) Pathologen ohne Wert sind, weil er sie nicht erklären kann. In diesem Fall waren die *rechte* Hand und Finger geschwollen.

Dieses Symptom ist für den Pathologen nicht von Bedeutung. Wie kümmert es ihn, ob bei Wassersucht nach Scharlach die rechte Hand geschwollen ist oder die linke? Der homöopathische Arzt dagegen bemerkt, dass von den oben genannten 41 Mitteln nur fünf die „Schwellung der *rechten* Hand" haben: *Digitalis, Hepar sulphuris, Lycopodium, Natrum muriaticum* und *Phosphorus*. Und von diesen hat nur *Digitalis* das genaue Symptom „Schwellung der *rechten Hand und Finger*". Eine weitere Besonderheit, die man einem Pathologen nicht erklären kann.

Phosphorus hat in der Tat die Schwellung des rechten Zeigefingers und der rechten Hand, aber hier wird die Schwellung schwarz und gangränös, was eine Kontraindikation ist.

Mercurius solubilis hat Schwellung der *linken* Hand und *Cactus* Ödeme *beider* Hände, *schlimmer* an der linken.

(Berridge)

Fall 81: Wassersucht

1865 wurde ich zu Mr. Matthewson, einem etwa 80-jährigen Mann, gerufen, der aufrecht auf seinem Stuhl saß, weil er im Liegen nicht atmen konnte. Er war ein Mann, der nicht gerne einen Arzt holte, und so war er zu jener Zeit in einen sehr schlechten Zustand geraten. Ich diagnostizierte natürlich einen Hydrothorax. Seine Beine waren stark angeschwollen und sehr hart, auf Druck bildeten sich Dellen, die längere Zeit bestehen blieben. Dunkelrote, fast purpurne Flecken waren an den Unterschenkeln erschienen, als ob das Gewebe gangränös werden wollte. Herztätigkeit sehr schwach, zuweilen sehr langsam, dann wieder sehr schnell, unregelmäßig und aussetzend. Atmung sehr schwierig. Er konnte sich nicht hinlegen und hatte seit drei Wochen auf seinem Stuhl gesessen. Erstickendes Zusammenschnüren, quälende Atemnot, möchte einen langen Atemzug machen. Bedingt durch das Exsudat in der Brust klingen die Herztöne sehr gedämpft. Urin sehr spärlich und rot.

Die Diagnose war natürlich Herzwassersucht. Beim Nachschlagen in Allens Enzyklopädie wird man sehen, dass *Digitalis* alle Herzsymptome deckt. Ich gab es zunächst in der C30, dann niedriger und schließlich tropfenweise vom flüssigen Extrakt. Kein Erfolg. Der Patient wollte dann einen eklektisch behandelnden Arzt sehen. Ich brachte ihm einen. Er besah sich den Patienten und auf dem Weg nach Hause fragte ich ihn: „Nun, Doktor, was geben wir ihm, um ihn gesund zu machen?" Er sah mich ärgerlich an und rief aus: „Glauben Sie denn, ich bin ein Narr?" „Nein", antwortete ich, „ich dachte, Sie wüssten etwas, sonst hätte ich Sie nicht hier herunter gebracht." „Nun", sagte er, „Sie wissen, dass dieser Mann innerhalb von zwei Wochen sterben wird, wenn Sie überhaupt etwas wissen." Ich sagte nichts. Ich ging nach Hause, lief zur Apotheke und besorgte einige zerstoßene Digitalisblätter, machte eine erste Dezimaltrituration und sagte zu mir: „Mal sehen, was ein Decoctum bewirkt, alter Mann. Entweder du stirbst oder es geht dir damit besser." Ich nahm einige Gran Pulver und erklärte seiner Frau, ein Gran auf den Boden einer Teetasse zu geben und diese zur Hälfte mit heißem Wasser aufzufüllen. Dies sollte sie eine Stunde stehen lassen und dann ihrem Mann zu trinken geben und diesen Vorgang ein Mal in zwei Stunden wiederholen. Am nächsten Tag ging es ihm offensichtlich nicht schlechter, er meinte gar, er *fühle* sich ein bisschen besser. Am Tag darauf hatte die Urinmenge zugenommen und wurde bald sehr reichlich, und alle seine Symptome verschwanden schnell. Dann wurden die Intervalle zwischen den Gaben verlängert, auf zwei Stunden, vier, acht, zwölf, vierundzwanzig usw. und schließlich ganz weggelassen. Einen Monat später kam er in die Stadt, fast eine Meile, und trug ein Scheffel Maismehl auf seinen Schultern nach Hause. Ich traf ihn ein paar Monate später und sagte lachend zu ihm: „Nun, alter Mann, sterben Sie nie, kann Sie nichts umbringen?" „Ich weiß nicht," antwortete er, „ich glaube nicht. Sie haben *Ihr* Bestes versucht." Die Wassersucht kehrte niemals wieder und er lebte sieben Jahre weiter und starb, so weit ich feststellen konnte, einfach an Altersschwäche.

(Nash)

Ich habe in mehreren ähnlichen Fällen die gute Wirkung des Decoctum von *Digitalis* beobachtet, wenn der flüssige Extrakt aus den Händen der alten Schule erfolglos blieb, oder wenn die Potenzen und alkoholischen Zubereitungen versagten.

Ich verordnete gemäß der oben genannten *Symptome* und heilte den Mann trotz der Pathologie des Falles.

In *Hahnemann Monthly* (Journal), A. D. 1871, S. 171, erschien ein Aufsatz aus der Feder unseres geliebten und hoch verehrten Constantin Hering, betitelt „Der große Wunsch".

Nach meinem Dafürhalten ist es ein Meisterstück, welches oft wiedergegeben werden sollte und niemals verloren gehen darf. Platzmangel verbietet es, ihn hier vollständig zu zitieren, aber man wird mir, hoffe ich, vergeben, wenn ich ein paar längere Zitate daraus bringe:

„1844 erschien in der AHZ Vol.27, S. 1, eine sehr gründliche Abhandlung über die homöopathische Behandlung der Endokarditis von Clotar Mueller[12]. Zu den durch die Prüfungen erhaltenen Symptomen hatte er, nicht ohne Geschick und mit viel Genialität, gemäß der berichteten Heilungen die Symptome der Perkussion und Auskultation hinzugefügt. Noack und Trinks hatten in ihrem *Handbuch* gerade angefangen, die

12 Einer der schlimmsten Widersacher Hahnemanns. (Anm. d. Übers.)

homöopathische Welt mit ihren vorbereiteten *Typisierungen* in Erstaunen zu versetzen, welche in technischen Ausdrücken die Konstitution, die Temperamente und all die undefinierten, allgemeinen Charakteristiken vieler unserer Heilmittel enthielten. Diese *Typisierungen* wurden eifrig übersetzt und in ein „originales", großes Buch über Materia medica eingefügt. Und nun, viele Jahre danach, gelten sie in Hughes Textbuch als essentiell. Ja, sie finden sogar Eingang in Burts *Charakteristiken.* Solche *Typisierungen* können wir am besten mit den roten und blauen Blumen vergleichen, die auf den Weizenfeldern wachsen. Wenn das Korn geerntet ist und es vorbereitet wird, uns das Mehl zum Brotbacken zu liefern, werden sie heraussortiert und kommen auf den Misthaufen. Sichere Beobachtungen leben ewig.

Cl. Mueller muss dies geahnt haben, denn auf Seite 57 sagt er: „Neben *Digitalis* verdient kein anderes Mittel so sehr eine neue Prüfung wie *Spigelia*, das heißt eine Prüfung, die besonders die auskultatorischen Symptome beachtet. Solch eine Prüfung würde wegen der höchst außergewöhnlichen, spezifischen Wirkungen, die *Spigelia* auf das Herz hat, eine große Anzahl entscheidenderer und sichererer Ergebnisse liefern."

Es kümmert unseren gelehrten Autor nicht im geringsten, dass in Übereinstimmung mit den von den Homöopathen erzielten Heilungen *Spigelia* sich als sehr nützlich erwiesen hat bei Perikarditis, in allen Stadien der Endokarditis, selbst den weit fortgeschrittenen, bei den unterschiedlichsten Herzklappenerkrankungen, bei Herzhypertrophie und Herzerweiterung. Wie Watzke in den Wiener Prüfungen von *Colocynthis*, *Aconitum* usw. würde er gerne solche Symptome erhalten, die es ihm ermöglichten, *Spigelia* in eine der Schubladen zu packen, wie sie von den Pathologen in jüngerer Zeit entwickelt wurden.

In Edwin M. Hales *Vorlesungen über Herzkrankheiten*, 1871, auf S. 88, finden wir folgenden Vermerk: „*Spigelia* ist ein wichtiges Mittel bei Perikarditis, aber seine Prüfungen sind mit solcher Missachtung für physikalische oder objektive Symptome und sogar für korrekte, subjektive Symptome durchgeführt worden, dass es schwierig ist, seinen Wirkungsbereich klar zu definieren." Mit dem „Wirkungsbereich" kann der Autor kaum etwas anderes meinen als die oben erwähnten „Schubladen".

Es gab niemals Schwierigkeiten die Wirkung einer Anzahl von Kräutern, eilig geprüft von wenigen, die ebenso eilig kranke Menschen mit einheimischen Pflanzen gesund machen mussten, „klar zu definieren". Der Grund, warum es hier so schwer ist, den „Wirkungsbereich abzugrenzen" und ihn „klar" zu definieren ist, *weil es nicht in Schubladen passt.* Und warum nicht? Es gibt zu viele Symptome und es fehlt an solchen, die der Autor bräuchte, um den „Wirkungsbereich abzugrenzen".

Aber es gibt eine medizinische Schule, begründet von einem gewissen Hahnemann, der das Grundprinzip aufgestellt hat, *das Heilmittel nach den Symptomen zu wählen und nicht nach Wirkungsbereichen.* So geschah es, dass *Spigelia* gemäß den bestätigten und charakteristischen Symptomen eingesetzt wurde, nicht nur bei den vielen verschiedenen Herzkrankheiten, sondern auch bei entzündlichen Erkrankungen des Gehirns, der Augen, der Lungen, bei Neuralgien der Augen, des Gesichts, der Schultern, der Füße usw., usw., auch bei Magenkatarrh, bei Wurmbefall, ja selbst bei Schielen. „*Nun, wir haben das Herz oder die Würmer in das Zentrum des Wirkungsbereichs zu stellen.*"

Dann fährt Hering fort und gibt eine recht umfassende Geschichte der Prüfungen von *Spigelia*. Nachdem dies geschehen ist, so zitieren wir weiter: „Aber was ist der große *Wunsch*, so inbrünstig herbeigewünscht, von Clotar Mueller 1844 bis zu den *Vorlesungen über Herzkrankheiten* 1871? Es ist seit einem Vierteljahrhundert immer wieder gesagt worden, dass die Prüfer „auskultatorische Symptome" bekommen sollten. Dies wurde erst von einem gesagt, dann von zweien, dreien und so weiter, und nun ist es zu dem geworden, was einige „öffentliche Meinung" nennen, eine Meinung der Mehrheit. Lassen Sie jeden die Worte in Shipmans *Grau-*

vogl lesen (V.II, S. 390) (und alle sollten es getan haben): „Zustimmung wird zur Pflicht".

Was gewöhnlich *öffentliche Meinung* genannt wird, ist schlicht gesagt die Meinung von zwei oder drei Personen. Wir könnten uns selbst von dieser Wahrheit überzeugen, wenn wir nur Einblick hätten, wie es zu dieser öffentlichen Meinung kam. Wir würden dann herausfinden, dass es zwei oder drei Personen gibt, die zuerst annahmen oder beschlossen oder behaupteten, dass eine Sache so oder so sei, ohne die Mühe auf sich zu nehmen, sie gründlich zu untersuchen. Unter der Annahme, dass diese Leute genügend Urteilsfähigkeit hatten, akzeptierten einige andere deren Meinung ebenso. Auch diesen glauben wieder viele andere, deren Trägheit sie dazu neigen lässt, das Behauptete sofort zu glauben, statt die Mühe einer Prüfung auf sich zu nehmen. So wächst die Zahl dieser trägen, leichtgläubigen Anhänger von Tag zu Tag. Denn wenn diese Meinung nur eine beträchtliche Anzahl von Verfechtern gewonnen hatte, schrieben jene, die sie nachträglich annahmen, ihr Gedeihen der *scheinbaren* Tatsache zu, dass jene, die sie schon angenommen hatten, es nur wegen gewichtiger Gründe getan hätten. Andere waren nun genötigt zu akzeptieren, was jeder akzeptierte, aus Furcht, dass sie für ruhelose Seelen gehalten würden, die sich gegen allgemein anerkannte Meinungen stellten, oder für ungezogene Bauernknechte, die weiser wären als der Rest der Welt. Zustimmung wird nun zur Pflicht.

Nun müssen die wenigen, die eines Urteils fähig sind, schweigen. Und diejenigen, denen es erlaubt ist zu sprechen, sind solche, die, absolut unfähig sich ihre eigene Meinung oder ein Urteil zu bilden, das bloße Echo der Meinungen anderer sind. Nichtsdestoweniger sind sie deren hitzigste und intoleranteste Verfechter. Denn sie hassen bei jenen, die anders denken, nicht so sehr die andere Meinung, die sie haben, sondern die Arroganz, ein eigenes Urteil zu wagen – etwas, nebenbei bemerkt, was sie sich selbst nie trauen, was ihnen zumindest bewusst ist.

Kurz gesagt, nur sehr wenige können denken, aber alle beanspruchen das Recht, Meinungen zu haben. Was bleibt nun diesen Letzteren, da sie sich selbst keine Meinung bilden können, anderes übrig, als die vorgefertigten Meinungen anderer übernehmen? Da dies so ist, von welchem Nutzen sind dann die Stimmen von einhundert Millionen Menschen? „Dic ego, tu dicis, sed denique dixit et ille; dicta que post toties nil nisi dicta vides!" – *Textbuch der Homöopathie* von D. V. Grauvogl, Teil II, Seite 390f.

Auskultatorische Symptome von Prüfern sind natürlich willkommen, wie alle anderen objektiven Symptome. Aber es ist ein verhängnisvoller Fehler zu glauben, dass so viel von ihnen abhängt. Es gibt keine Notwendigkeit und bringt keinen Gewinn an Sicherheit, wenn man von jedem Mittel auskultatorische Symptome erhält! In Tausenden von Fällen wurde das Mittel gefunden, ohne derart extreme oder materielle Symptome zur Verfügung zu haben. Wir haben den Individualitäten des gegebenen Falles gemäß zu entscheiden, und wir werden den Kranken mit Mitteln heilen, die niemals derartige Symptome produziert haben und es sehr wahrscheinlich auch nie tun werden. *Umgekehrt*, falls ein Mittel wirklich Veränderungen an den Herzklappen hervorgerufen hat, Hypertrophie oder Erweiterungen, Tuberkel in den Lungen oder Exsudationen an der Pleura oder anderes. Und ein Mittel wird niemals das gleiche Phänomen heilen, wenn nicht *die Charakteristika des Falles mit ihm übereinstimmen*. Falls dies aber so ist, wird es heilen, und der organische Schaden wird beseitigt, falls die Möglichkeit dazu besteht. Es spielt keine Rolle, ob das Mittel diesen Schaden jemals hervorgerufen *hat* oder herrufen *wird*. Giuseppe Mauro heilte einen Fall von Hypertrophie mit dem Geräusch des Schnurrens einer Katze (Arch. X, 1,159), gemäß den Symptomen von Hahnemanns Prüfern, ohne auskultatorische Phänomene, und Bethman (AHZ 3, 109) einen Fall von Dilatation, bei dem das Stethoskop eine Undulation von Systole und Diastole offenbarte, ohne dass ein derartiges Symptom jemals von irgendeinem der Prüfer von *Spigelia* beobachtet worden war. A. Haynel, P. P. Wells und andere haben die schwersten Fälle von Herzklappenerkrankungen mit dem größten Erfolg behandelt und haben *Spigelia* gegeben, ohne dass sie von diesem ein einziges auskultatorisches Symptom hatten.

Sulphur ist von fast 50 Prüfern geprüft worden; nicht einer von ihnen hatte eine Exsudation der Pleura. Wir wissen, dass es unzählige Fälle geheilt hat.

Es ist ein großer Irrtum zu sagen, dass, wenn ein Mittel eine Erkrankung hervorgerufen hat, besonders einen organischen Schaden, es dann auch diese Krankheit heilen wird. Es kann schon, aber nur, wenn es auf den Fall passt, und es heilt auch dann, wenn es niemals einen solchen organischen Schaden hervorgerufen hat."

Dies ist ein langes Zitat aus dem oben genannten Artikel, aber es ist den eingenommenen Platz wert. Wenn die Schriften der Meister, die Hahnemann folgten, als das sichere Fundament der homöopathischen Heilkunst geschaffen wurde, herangezogen, studiert und angewendet würden, gäbe es weniger Vermischungen und Stümpereien.

Fall 82: Gelbsucht

W. R. Cole, ein junger Mann mit ausgezeichneten Manieren, hatte nach einigen Tagen von Dumpfheitsgefühl, Schwäche und Schläfrigkeit plötzlich Übelkeit, Erbrechen und ein *schwaches, hinfälliges Gefühl* im Magen. Das Erbrochene war sehr gelb und sehr bitter. In kurzer Zeit wurde er gelbsüchtig. Die Skleren, die Haut und selbst die Nägel wurden gelb wie Gold. Die Stühle waren völlig farblos oder grau, der Urin dunkelbraun wie Lagerbier. Er färbte das Geschirr gelb wie Gold. Der Puls war *sehr langsam, nur 30 Schläge pro Minute*, sehr schwach und zeitweilig aussetzend. *Digitalis* C3 in Lösung, alle drei Stunden eine Gabe, heilte. Einige Jahre später und nach seiner Heirat hatte er einen ähnlichen Anfall, wenn auch nicht so heftig, den dasselbe Mittel wieder heilte. Dies war seither der letzte, was nun mindestens zehn Jahre her ist.

(Nash)

Zusammenfassung

1. *Sehr langsamer*, zeitweilig aussetzender Puls; oder schneller und oft aussetzender Puls.
2. Schwaches Herz, mit ohnmachtartigem oder sinkendem Empfinden im Magen. Gefühl, als würde das Herz zu schlagen aufhören, wenn sie sich bewegte.
3. Blaue Farbe der Haut, besonders der Augenlider, Lippen, Zunge und Nägel; Zyanose.
4. Atmung unregelmäßig, schwierig, manchmal in Form von häufigen Seufzern.
5. Beim Schlafengehen vergeht der Atem und scheint weg zu sein, dann erwacht er und schnappt nach Luft; kann aus diesem Grund nicht schlafen (*Grindelia* und *Lachesis*).
6. Schwindel bei alten Menschen mit sehr schwachem, langsamem Puls.
7. Aschgraue Stühle, geformt oder wässrig, mit Herzsymptomen.

Rhus toxicodendron

Fall 83: Verdacht auf Rheumatismus

Eingewachsene Fußnägel und Geschwüre um die Nägel sind oft sehr quälende Leiden, und je mehr wir uns auf die Behandlung dieser scheinbar lokalen Leiden beschränken, um so schlechter wird es uns sowie dem Patienten gehen. Vor einigen Monaten sah ich einen solchen Fall zusammen mit einem Kollegen. Die Behandlung wurde rein örtlich gesehen und es waren Mittel wie *Arnica, Mercurius, Hepar sulphuris, Nitri acidum* usw. gegeben worden. Nun zeigte sich, dass die Patientin voller *Rhus-toxicodendron*-Symptome war: Ruhelose Nächte; musste andauernd die Lage wechseln und immer mit Erleichterung. War steif in Gelenken und Muskeln bei der ersten Bewegung, besser nach fortgesetzter Bewegung. Kein Appetit, usw. *Rhus toxicodendron* in einer hohen Potenz gab ihr nächtliche Ruhe, die Steifheit der Gelenke und Muskeln ließ nach, der Appetit kehrte zurück. Auch die scheinbar einwachsenden Zehennägel und die Geschwüre heilten nach einigen Wochen ohne lokale Behandlung vollständig aus.

(H. N. Guernsey)

Fall 84: Malaria

Ich wurde bei einem hartnäckigen Fall von Malaria hinzugezogen. Es war ein Fall, der von einem Distrikt im Westen eingeschleppt worden war, in dem Malaria weit verbreitet ist. Er bestand seit Jahren und war mehrfach mit dem unvermeidlichen *Chinin* geheilt (?) worden, wegen des *Plasmodium malariae*. Aber seit kurzem konnte sie kein *Chinin* mehr zu sich nehmen. Es machte sie kränker als die Krankheit selbst. Ich hatte nach den Angaben des behandelnden Arztes und weil sie dermaßen mit *Chinin* misshandelt worden war, *Ipecacuanha* und noch ein, zwei andere Mittel vorgeschlagen, aber der Fall ging weiter und der Zustand wurde immer schlimmer. So bestand der Kollege darauf, dass ich sie sehen sollte. Als ich im Haus der Patientin ankam, erholte sie sich gerade von einem schweren Schüttelfrost. *Sie warf sich hin und her, mit Stöhnen, schleichendem Delirium und murmelnden Lauten.* Es gelang mir einen Blick auf ihre Zunge zu werfen, sie war rot und trocken, *mit einer dreieckigen, roten Spitze, die nach hinten zeigte.* Gerade in diesem Augenblick bekam sie einen harten trockenen Husten. „Was ist das für ein Husten?" fragte ich. „Nun", sagte eine der umstehenden Damen, „mit diesem Husten hat es eine besondere Bewandtnis. Sie hustete nur während des Frosts. Gewiss wird sie jetzt nicht wieder husten, bis zum nächsten Frost." Da waren natürlich noch andere Symptome, die ich hier nicht alle aufzählen will, denn wir haben genügend, worauf wir verschreiben können, ohne einen Fehlgriff zu fürchten. Jeder

Homöopath weiß, welches Mittel es ist. Es wurde *Rhus toxicodendron* C 200 gegeben. Sie hatte nie mehr einen weiteren Schüttelfrost. Der Kollege war ein guter Verordner, aber er hatte den Fall nicht während des Anfalls gesehen. Er war ein junger Praktiker und wusste noch nichts von Carrol Dunhams Hustensymptom.

(Nash)

Fall 85: Distorsion

Ein Mann verstauchte sich ein Bein während der Erntearbeit. Als er sich mir vorstellte, hatte er bereits alle Mittel der alten Schule hinter sich. Ich fand genau unterhalb der Kniescheibe in Höhe des Schienbeinkopfes eine Schwellung von der Größe einer halben Orange. Er fühlte sich lahm, schlimmer in Ruhe, nachts, vor einem Sturm usw. – ein klarer *Rhus*-Fall.

Es wurde *Rhus-t.* C 30 verordnet. Nach fünf Tagen berichtete er keine Schwellung mehr und keinen erwähnenswerten Schmerz. Er bekam nur eine Verschreibung. Er schickte mir einen anderen Mann, der sich auf dem selben Erntefeld verletzt hatte. Er hatte sich einen Knöchel verrenkt. Die Symptome in diesem Fall waren genau die gleichen wie in dem anderen. Es war jedoch vor kürzerer Zeit geschehen und am Knöchel, nicht am Knie lokalisiert. Und doch war es ein klarer *Rhus*-Fall. Ich verordnete ihm dasselbe wie dem anderen und versicherte ihm, dass er im Laufe einer Woche geheilt sei. Er kam nach einer Woche wieder zu mir, nicht gebessert. Ich war mir des Mittels so sicher, dass ich es ihm nun in der C 3 gab. Er berichtete nach einer Woche, dass das Mittel wie ein Zauber gewirkt habe.

(W. J. Hawkes)

Fall 86: Rheumatismus

Ein Deutscher, 66 Jahre alt, hatte sich 1837 eine Erkältung zugezogen, die von einer Lähmung der rechten Körperseite begleitet war, von der er sich langsam erholte. Bis vor 12 Jahren keine Rheumasymptome, seitdem fast konstante Schmerzen in der rechten Seite; entschieden rheumatisch im Charakter mit auffallender Periodizität; um 22 Uhr beginnend und bis 6 Uhr morgens andauernd; schlimmer im Winter und vor einem Sturm. Während des Sturmes Schmerzen am ganzen Körper. Heftiger Schmerz beim Bewegen nach Ruhe, aber fortgesetzte Bewegung besserte. *Rhus toxicodendron* C200, wöchentlich eine Gabe. Nach 6 Wochen ging es ihm gut, und er hatte seitdem kein Rheuma.

(H. H. Baxter)

Fall 87: Erysipel

Mrs. Duane Fuller, etwa 65 Jahre alt, wurde von einem schweren Schüttelfrost erfasst, dem bald *Schmerzen überall, an Handgelenk, Rücken und Kopf* folgten. Sie verlor bald *das Bewusstsein, verfiel in einen Stupor mit niedriggradigem Delirium, Murmeln und ständigem Umherwerfen im Bett. Die Zunge begann trocken und steif zu werden, so dass ihr Murmeln unverständlich wurde.* In der Nachbarschaft war eine Typhus-Epidemie ausgebrochen und unter Behandlung der alten Schule hatte es etliche Tote gegeben. Deshalb verordnete ich zuerst *Baptisia*, in der Zuversicht, dass es den Fall verändern und die darauf folgende Behandlung leichter würde oder es überhaupt Besserung brächte, wie es bei einigen davor liegenden Fällen geschehen war. Aber es versagte. Am nächsten Tag war keine Besserung, und da ich meinte, die Psora stünde der Besserung im Weg, gab ich intermittierend eine Dosis *Sulphur* C200. Daraufhin entwickelte sich am Kopf und im Gesicht ein Erysipel, das heftigste Erysipel, das ich je gesehen habe. Vielleicht brachte *Sulphur* es heraus, aber es gab keine Besserung der übrigen Symptome.

Kopf und Gesicht waren so geschwollen, dass die Augen völlig zu waren und die Größe des Kopfes schien mir fast um ein Drittel zugenommen zu haben. Der Ausschlag war entschieden *vesikulär*. Nun war das Mittel klar. Ich gab *Rhus toxicodendron* MM, in Lösung. Die Unruhe ließ sofort nach, das Murmeln wurde weniger, und es setzte ein leichter Schlaf ein (obwohl sie bewusstlos blieb), in welchem sie mehrere Tage und Nächte verblieb. Die Schwellung ging allmählich zurück, die Bläschen trockneten ein und schälten sich, und als sie aufwachte, war ihr Verstand klar. Nach neun Tagen setzte sie sich im Bett auf und nahm Nahrung zu sich. Es kam zu einer schnellen und vollständigen Genesung.

(Nash)

Ich habe dieses Mittel in der gleichen Potenzhöhe (hergestellt mit meiner eigenen Potenziermaschine) seither in anderen Krankheitsfällen genau so heilsam erlebt. Diese *Rhus*-Fälle brauchen keinen weiteren Kommentar. Kein Mittel ist in seinen Indikationen klarer umrissen und keines befriedigender in der Anwendung zur Heilung kranker Menschen, wenn es indiziert ist.

(Nash)

Zusammenfassung

1. Trockene oder belegte Zunge mit einer dreieckigen roten Spitze.
2. Große Unruhe, kann nicht lange in einer Stellung liegen, wechselt oft, mit vorübergehender Linderung.
3. Lahmheit und Steifheit und wunde Empfindung beim Beginn einer Bewegung nach oder während Ruhe, beim Aufstehen am Vormittag; > durch fortgesetzte Bewegung.
4. Hautausschläge wie Erysipel oder Scharlach; bläschenförmig, mit der typischen Unruhe.
5. Alle Krankheiten, die einen typhoiden Verlauf annehmen, mit der charakteristischen, dreieckigen, roten Zungenspitze und Unruhe.
6. Stupor und mildes, anhaltendes Delirium; fortwährendes Umherwerfen und Murmeln mit schweren Träumen.

7. *Modalitäten*: < in Ruhe und beim Beginn einer Bewegung; feuchtes, kaltes Wetter; Heben oder Überanstrengen; Nasswerden beim Schwitzen; > durch fortdauernde Bewegung; Wärme; trockene Luft oder trockenes Wetter; Lehnen gegen etwas Hartes.

Podophyllum

Fall 88: Malaria

Miss B., die ich am 28. Juni letztes Jahr aufsuchte, hatte sich seit mehreren Tagen krank gefühlt und klagte über wandernde Schmerzen in den Gelenken, schlimmer durch Bewegung. Körper empfindlich gegen Berührung. Schmerz in der Milzregion. Hautausschlag wie Nesselausschlag an den Beinen unterhalb der Knie. Heute morgen fröstelte sie und ist nun heiß. Sie erhielt eine Gabe *China* C900. Beim Besuch am nächsten Vormittag sagte sie, dass sie um 1 Uhr früh zu schwitzen angefangen hatte, was bis 7 Uhr andauerte. Dann kam ein heftiger Frost, gefolgt von leichter Hitze, aber ohne Schweiß. Dieser unübliche und ungewöhnliche Ablauf der Symptome deutete auf kein Mittel hin. So entschloss ich mich, nichts zu geben und den weiteren Verlauf des Falles unter dem verabreichten und offensichtlich gut gewählten Mittel abzuwarten. Am Nachmittag wurde ich erneut gerufen. Um 11 Uhr hatte sie einen Schüttelfrost mit Schmerzen in den Handgelenken, Knien und Knöcheln, gefolgt von Hitze ohne Schmerzen, dann Schweiß an Rücken, Kopf, Gesicht und Ellenbeugen.

Hier schien nun ein klarer Fall vorzuliegen, so weit dem Verschreiber bekannt war. Das einzige Mittel, das all diese Begleitsymptome beim Frost hat, ist *Podophyllum*. Sie erhielt um 17 Uhr eine Gabe in der C1000. Am nächsten Morgen hatte sie um 9 Uhr einen Frost mit Durst auf heiße Getränke, aber ohne die Schmerzen des vorangegangenen Tages. Sie bekam kein weiteres Mittel und hatte keine weiteren Frostanfälle mehr, außer einmal noch einen leichten, drei Wochen später, kurz nach einem Bad im See, und sie ist nun bei guter Gesundheit.

Ich habe mehrmals *Podophyllum* bei Malaria verordnet, geleitet von diesen Begleitsymptomen, manchmal bestätigt durch Geschwätzigkeit in den frühen Stadien und Schläfrigkeit beim Schweiß. Es führte immer zur Heilung.

(Rushmore)

Fall 89: Malaria

Mr. Olmsted, 40 Jahre alt, stämmig, reichlich biliöses Temperament, war durch den Westen gereist, die meiste Zeit in Malariagebieten. Er kam nach Hause und bekam Malariafieber. Die Fröste traten morgens auf, waren sehr heftig und hielten bis 10 oder 11 Uhr an. Dann kam das nächste Stadium, das genau so intensiv war und diesem folgte reichlicher Schweiß. Nach einigen Tagen wurde er während des Schüttelfrosts und der Hitze geschwätzig delirant. Im Schweißstadium hatte er einen schweren Schlaf. Dazu gesellte sich eine ausgeprägte *Gelbsucht*. Die Geschwätzigkeit war so ausgeprägt, dass ich an *Stramonium* denken musste, und ich hätte es auch gegeben, wenn es sich um ein typhoides und kein intermittierendes Fieber gehandelt hätte. Ich ging wie ein kleiner Junge auf die Jagd nach dem richtigen Mittel (ich war damals noch Anfänger) und fand im „H. C. Allen" unter Malaria, dass *Podophyllum* diesen geschwätzigen Zustand im höchsten Grad hatte. Ich gab ihm das Mittel, und danach hatte er nur noch einen leichten Anfall von Frost. Ich gab es ihm in der C 12.

(Nash)

Fall 90: Durchfall

Am 23. April 1884, gegen 9 Uhr, begann der Durchfall. Er hatte seit ein, zwei Stunden gedroht und trieb mich schließlich zum Stuhlgang. Der Magen war durch den Saft eingemachter Pflaumen die Nacht hindurch in Unordnung gewesen. Stuhl dunkelbraun, weich, reichlich, begleitet von viel Wind. Einen oder zwei Stühle am späteren Teil des Tages. Ich nahm kein Mittel. In der folgenden Nacht wurde ich um 3 Uhr plötzlich aus dem Bett getrieben. Stuhl wässrig, ziemlich spärlich, obwohl er herausspritzte, als ob es reichlich wäre. Stühle werden häufiger. Zeitweise ein leichter Schmerz im Bauch. Viel Kollern und Gluckern. Kein Durst, keine Übelkeit. Da die Beschwerden mit Verdauungsbeschwerden begannen und diese durch Obst hervorgerufen worden waren, handelte ich aus allgemeinen Prinzipien und nahm *Pulsatilla* C200, eine Gabe von 6 stecknadelkopfgroßen Kügelchen. Ich wartete vier Stunden. Plötzlich wurden die Symptome schlimmer. Immer noch nach allgemeinen Prinzipien handelnd, nahm ich *Nux vomica* C200, eine Gabe, die ich nach drei Stunden wiederholte. Es wurde ständig schlimmer. Jede Stunde drei bis sechs Abgänge, dunkelgrün mit gelbem Wasser, etwas breiig. Tenesmus. Neigung zu *Analvorfall*. Schmerzen häufiger, drohten schlimmer zu werden, anhaltend und schneidend. Urin fast unterdrückt. Zunge feucht, begann aber, sich weiß zu überziehen und schleimig zu werden. Am 24. April gegen Mittag löste ich 12 kleine Globuli von *Podophyllum* C200 in einem Glas Wasser auf. Von dieser Lösung nahm ich einen Teelöffel voll. Innerhalb einer Stunde wurden die Symptome weniger drängend. Gegen 18 Uhr waren sie fast verschwunden und dies ohne eine Gabenwiederholung.

Podophyllum war durch den wässrigen, mehligen, dunkelgrünen Stuhl, den *Analvorfall*, die morgendliche Verschlimmerung und den unterdrückten Urin angezeigt.

Am 28. April hatte ich einen guten Stuhl. Am 29. April um 17 Uhr begann der Durchfall wie zuvor. Ich nahm um 20 Uhr erneut *Podophyllum* C200, in derselben Zubereitung wie am 24. Ein Teelöffel genügte. Bis heute, 8. Mai, keine Wiederkehr des Durchfalls.

(C. S. Jennings)

Fall 91: Cholera infantum

Master Boswick, 18 Monate alt, hatte seit einigen Wochen Durchfall. Er wurde dem heißen Wetter und einigen Zahnungsbeschwerden zugeschrieben. Trotz verschiedener Hausmittel ging es dem Kind schlechter, bis ich gerufen wurde. Ich verschrieb einige Mittel ohne Erfolg, bis der Fall sehr ernst wurde. Symptome: Stühle dünn, zunächst reichlich, dann mit Schleim gemischt, gelb und *sehr übel riechend; schlimmer am Morgen und Vormittag*. Es bestand starke Erschöpfung und die Körperoberfläche und Extremitäten wurden kalt. Kind *völlig bewusstlos, betäubt, mit halb offenen Augen schlafend, rollt den Kopf von einer Seite auf die andere und stöhnt; ständiges Würgen. Podophyllum* C 1000 (Boericke & Tafel) in Lösung, ein Teelöffel nach jedem Stuhlgang. Es erfolgten sofortige Besserung und rasche und vollständige Heilung.

(Nash)

Fall 92: Cholera infantum

Ein Kind, ein Jahr alt, aber recht groß für sein Alter, mit heller Hautfarbe, schwarzen Augen und dunklen Haaren, hatte seit zwei Monaten Durchfall. Am Beginn der Erkrankung wurde wegen der großen Unruhe *Chamomilla* gegeben, mit vorübergehendem Nutzen. Etwas später wurde *Calcarea carbonica* verabreicht, auf Grund des leukophlegmatischen Temperaments, des großen Kopfes, der hell gefärbten Stühle und der Verdrießlichkeit. Es brachte aber keine bleibende Besserung. Dann wurde das Kind zu den „Thousand Isles"[13] gebracht, in der Hoffnung, dass der Klimawechsel eine Besserung bringe. Aber die Besserung war nur von kurzer Dauer, und es kam zurück, krank wie zuvor und schwächer. Zu dieser Zeit konnten folgende Symptome erhoben werden: Hellfarbiger, übel

13 Große Seenplatte nördlich des Ontariosees. (Anm. d. Übers.)

riechender Durchfall, unverdaute Speise enthaltend. Stühle häufiger morgens und vormittags. Große Unruhe und Erschöpfung; hat seit Wochen nachts immer nur eine halbe Stunde am Stück geschlafen. Fast ständiges Knirschen der Zähne (der wenigen, die bereits durchgekommen waren) und Zusammenpressen des Zahnfleischs. Keine starke Schwellung des Zahnfleischs, möchte es aber nicht berührt haben. *Kein Appetit.* Ich verordnete *Podophyllum* CM (Fincke) in Lösung, einen Teelöffel voll nach jedem Stuhlgang. Es waren nur zwei Gaben nötig, nach denen der Stuhl natürlich wurde, die Unruhe aufhörte, die Wangen (vorher blass und eingesunken) wieder rot wurden, der Appetit zurückkehrte und der Nachtschlaf gut war. Das Kind wurde geheilt.

(Nash)

Wie Menschen, die auf *allgemeine Rechtschaffenheit* Wert legen, die Gewissheit der Wahrheit der Homöopathie nach den zahllosen Heilungen von Durchfällen, sowohl akuten als auch chronischen, durch Mittel wie *Podophyllum*, *Aloe*, *Croton tiglium*, *Natrum sulphuricum* usw. ignorieren oder abstreiten können, kann ich nicht begreifen. Es ist reine *Dickköpfigkeit*[14], und wenn Sie jemals versucht haben, ein Schwein wohin zu treiben, wohin es nicht will, dann werden Sie wissen, was mit diesem Terminus gemeint ist. Vernunftbeweise sind bei denen reine Verschwendung.

(Nash)

Zusammenfassung

1. Stühle wässrig, mit mehlartigem Sediment; gelb, teigig; gelb, wässrig; grünlich, wässrig; große Mengen, häufig, herausspritzend, schmerzlos (den Patienten jedes Mal austrocknend), sehr übel riechend, wie Aas; gelbe, schleimige Stühle.
2. Analvorfall mit lockeren Stühlen.

---

14 Im Amerikanischen: „pig-headedness", „Schweinsköpfigkeit". (Anm. d. Übers.)

3. Unruhiger Schlaf; Stupor mit halbgeschlossenen Augen; dreht den Kopf von einer Seite auf die andere mit Stöhnen.
4. Erbrechen, gefolgt von ständigem *Brechwürgen und Würgen.*
5. Heftige Krämpfe der Füße, Waden und Oberschenkel (mit schmerzlosen wässrigen Stühlen).
6. Schmerzen in den weiblichen Organen, besonders im rechten Ovarium, ausstrahlend zum Oberschenkel der selben Seite, auch Gebärmuttervorfall; < durch Heben oder nach der Niederkunft.
7. *Modalitäten*: < morgens, nachts, bei heißem Wetter, während des Zahnens.

Nux moschata

Fall 93: Geistesstörung

Miss R., eine russische Jüdin, wurde von ihrem zukünftigen Ehemann und einem jüdischen Rabbi mit der folgenden interessanten Geschichte in meine Praxis gebracht: An einem Nachmittag vor etwa fünf, sechs Monaten ging sie mit ihrem zukünftigen Ehemann über die Brooklyn Bridge. Da blieb sie plötzlich stehen, schlug ihre Hände gegen ihren Kopf und erklärte, dass „seine Mutter sie mit einem Holzknüppel auf den Kopf geschlagen habe." Ihr zukünftiger Ehemann protestierte und versuchte ihr zu zeigen, dass sie ganz alleine waren, aber sie wiederholte immer wieder, dass „seine Mutter sie mit einem Holzknüppel geschlagen habe". Sie wurde nach Hause gebracht, und ein Arzt nach dem anderen wurde herbeigerufen, aber alle scheiterten bei dem Versuch, ihren Geist von dieser besonderen Halluzination abzubringen oder ihren Gesundheitszustand, der zunehmend schlechter wurde, auf andere Weise zu verbessern. Schließlich waren alle ihre wenigen Ersparnisse aufgebraucht. Danach wurde sie in die verschiedensten städtischen Polikliniken gebracht, aber jedes Mal ohne Besserung oder Linderung ihres Zustandes, weder geistig noch körperlich.

Erneut wurde der Hausarzt konsultiert und auf seinen Rat hin wurden alle Papiere für eine Einweisung in eine Anstalt fertig gemacht. Aber vor ihrem Abtransport wurde die Patientin auf einen letzten Wunsch des Rabbiners zu mir gebracht, um zu sehen, ob in ihrem Fall „die Homöopathie noch irgend etwas tun könne."

Als sie in mein Behandlungszimmer hereingeführt wurde, machte ich folgende Beobachtungen: Sie sank sofort in einen Stuhl und war in wenigen Augenblicken eingeschlafen. Ihre Haare waren zerzaust. Ich schüttelte sie und fragte sie über den Rabbi, der als Dolmetscher fungierte, ob ihr Mund trocken sei und ihre Zunge am Gaumen zu kleben schien. Sie nickte zustimmend. Als ich mich umdrehte, um in meiner *Kurzgefassten Arzneimittellehre* von Hering nachzuschlagen, und während der zukünftige Ehemann und der Rabbi sich die Bände in meinen Bücherregalen ansahen, schlüpfte sie aus meinem Zimmer und war verschwunden. Die beiden Männer ergriffen hastig ihre Hüte, rannten aus meiner Praxis und griffen sie fast einen Häuserblock weiter auf. Zerrend und schleifend brachten sie sie schließlich zurück. Da begann sie zu weinen. Sie sah dünn und zerbrechlich aus, und ihr Gesicht zeigte den Ausdruck schweren Leidens. Man berichtete mir, dass es nahezu unmöglich sei, sie dazu zu bringen, etwas zu essen. Als die Männer sie in meine Praxis zurückbrachten, hatte ich einen taumelnden Gang bemerkt. Ich dachte, ich hätte nun genug gesehen, um *Nux moschata* als ihr Mittel zu wählen. Also holte ich drei Pulver *Nux moschata* C 1000 (Boericke & Tafel). Eines davon gab ich ihr noch in der Praxis auf die Zunge; die beiden anderen gab ich dem zukünftigen Ehemann mit der Anordnung, ihr ein Pulver nach genau 72 Stunden auf die Zunge zu geben und das dritte am dritten folgenden Tag. Das folgende ist der Bericht des Rabbi: Miss R. schien es von dem Moment an, als Sie ihr das Pulver auf die Zunge legten, besser zu gehen.

Tatsächlich schien es ihr in 72 Stunden so viel besser zu gehen, dass wir es kaum noch für nötig hielten, ihr die zweite Gabe zu verabreichen. Aber wir entschieden uns, Ihren Anordnungen zu folgen und als wir gerade dabei waren, schlug sie mit den Händen gegen ihren Kopf und „erklärte, irgend etwas hätte auf die Innenseite geklopft". Im gleichen Augenblick hatte sie wieder zu sich selbst gefunden. Sie erklärte, dass nie wieder solche dummen Halluzinationen hatte, von denen ihre Freunde berichteten, dass sie sieben Monate unter ihnen gelitten habe. Sie begann zu essen und innerhalb von zwei Wochen hatte sie sieben Pfund zugenommen. Nach drei Monaten war sie glücklich verheiratet und ist nach letzten Berichten gesund und glücklich.

(Bailie Brown)

Was war hier die pathologische Ursache? War es ein Thrombus? Falls ja, was hatte *Nux moschata* mit der Beseitigung dieser Verstopfung zu tun? Sieben Monate scheinen lange genug zu sein, um irreparable Veränderungen in der Gehirnsubstanz bewirkt zu haben. Das eine wissen wir, dass wohlbekannte symptomatische Indikationen zur Verschreibung führten, und wie in vielen anderen Beispielen trat auch hier Heilung ein, trotz unserer Unfähigkeit alles zu erklären. Ich kann nicht noch mehr Fälle mit diesem Mittel aus meiner eigenen Praxis wiedergeben, denn mein Werk kommt bald zu seinem Ende, und ich möchte doch gerne noch einige andere Fälle mit anderen Mitteln bringen. Ich bin sicher, dass dieses Mittel weder richtig verstanden wird, noch dass es so oft eingesetzt wird, wie es mit großem Nutzen eingesetzt werden könnte, besonders in Potenzen.

Zusammenfassung

1. Stupor, Empfindungslosigkeit; *unüberwindlicher Schlaf*; schläfrig bei fast allen Beschwerden.
2. *Außerordentliche Trockenheit* des Mundes, der Zunge, der Lippen, des Halses usw.; kein Durst.
3. Neigung zu Ohnmacht; auch durch Schmerzen, selbst durch geringste.

4. Durchfall im Sommer; unverdaute Stühle, schaumig; mit der typischen Schläfrigkeit.
5. Schwäche oder Verlust des Gedächtnisses; Schwinden der Gedanken; schläft beim Lesen ein.
6. Wechselnde Stimmungen von albernem Lachen bis zu tiefstem Trübsinn mit Tränen.
7. *Modalitäten*: < durch kaltes, feuchtes Wetter, durch Nasswerden oder Waschen; nach dem Essen (Blähungen); > im Zimmer; trockenes Wetter.

Aconitum napellus

Fall 94: Chronische nervöse Erschöpfung

Nach meiner Graduierung in Philadelphia und meiner Rückkehr nach Hause (Candor, New York) wurde ich in eine angrenzende Stadt (Danby) zu einer Patientin gerufen, die seit 20 Jahren mit einer, wie von mehreren Ärzten diagnostiziert worden war, „nervösen Erschöpfung" im Bett lag.

Ich dachte, dies sei für einen Anfänger ein schwerer Fall. Aber bei der Untersuchung des Falles sagte mir die Patientin, dass ihr ganzer Zustand durch einen langen Ritt in *kalter, trockener Luft* bei 20° unter Null ausgelöst worden war. Seitdem ist sie nie mehr gesund gewesen. Nun quälte sie eine seit langem anhaltende Schlaflosigkeit. Sie habe *Angst,* schlafen zu gehen aus Furcht, dass sie sterben könnte. Auf Grund dieser Indikationen verschrieb ich *Aconitum* C6, ungeachtet des chronischen Charakters des Falles. Einen Monat danach kam sie in meine Praxis spaziert. Sie sagte: „Ich habe mich nicht gemeldet, wie ich es versprochen hatte, weil ich schon in der ersten Nacht gut schlief und dabei ist es geblieben. Ich fühle mich gesund." Dies war mein erster Fall nach meiner Graduierung vor vielen Jahren. Es war eine bemerkenswerte Heilung, denn sie half uns beiden, der Patientin und mir; mir in der Gründung meines Glaubens an die Homöopathie und der Patientin, weil sie nach so langer Krankheit endlich gesund geworden war.

(E. E. Snyder)

Fall 95: Religiöser Wahn

Es handelt sich um eine hypersensitive junge Frau von 22 Jahren. Sie hatte eine lange Krankengeschichte, es war ein Fall, der mir trotz gründlichen Studiums zeitweilig entglitten war. Aber schließlich wurde mir klar, was diese Patientin am meisten quälte, es war im wesentlichen eine Furcht, dass jemand religiöse Themen diskutierte. *Dann* fand ich heraus, dass sie fürchtete, Gedächtnis und Verstand zu verlieren (*Calcarea carbonica*). Nachts furchterregende Halluzinationen. Schreckliche Träume (*Belladonna*). Kann keine Musik ertragen (*Ignatia*). Furcht, die Straße zu überqueren, weil sie überfahren werden könnte. Angst, dass Gebäude über ihr zusammenstürzen könnten oder dass scharfe Gegenstände durch die Luft geflogen kämen und sie treffen könnten (*Argentum nitricum*). Sie hatte kein Fieber, keinen Blutandrang, keine Empfindlichkeit gegen kalte, trockene Winde, kein gerötetes Gesicht (es war sehr blass), keine trockenen Schleimhäute, keinen Durst. Im Gegenteil, es gab eine Menge Beweise, die dem entgegengesetzt waren, was wir allgemein als Charakteristiken von *Aconitum* hören.

Aber für diese unbeherrschbare Furcht gegen fast alles ist *Opium* fast der einzige Konkurrent zu *Aconitum*. Der Fall, kritisch untersucht, war *Aconitum*, und *Aconitum*, eine Gabe C1000, beendete die ganze Sache. Seither sind fünf Jahre vergangen, und heute lacht die Patientin über ihre früheren Nöte. Ich vergaß zu erwähnen, dass der Stimmungswechsel von extremer Fröhlichkeit zu Depression die Ausprägung von *Crocus* oder *Ignatia* hatte.

(Spencer Carleton)

Ich habe absichtlich diese beiden Fälle ausgewählt um zu zeigen, wie weit der Wirkungsradius von *Aconitum* reicht, angefangen von den allen wirklichen Homöopathen bekannten akuten Zuständen bis zu den alternierenden oder chronischen Zuständen, die ebenso deutlich zu seinem Anwendungsbereich gehören.

Spätfolgen *trockener, kalter Luft* schließen das Mittel nicht aus, selbst wenn damals kein schwerer Krupp, Pneumonie, Pleuritis oder Rheumatismus folgten. Falls es sie gegeben hätte, dann wären die gut bekannten akuten *Aconitum*-Symptome dabei gewesen, und *Aconitum*, damals angewendet, hätte sofort sein Werk getan. Der Fall von Dr. Carleton zeigt, wie richtig die Überlegungen Hahnemanns waren, als er die Gemütssymptome an den Beginn der *Aconitum*-Symptomenliste setzte. Der Grund, weshalb die junge Patientin sich vor Gesprächen über religiöse Themen fürchtete, war ihre „Furcht vor dem Tod (das wette ich). Todes*furcht,* sagt den Tag ihres Todes voraus", usw. Bei solch einem Zustand, denke ich, obwohl es Dr. Carleton nicht erwähnt hat, müsste zeitweilig, wenn nicht überhaupt die ganze Zeit, auf Grund dieser Furcht eine große Unruhe bestanden haben. Ich will nun von einem Fall berichten, der die Wirkung (heilend) unseres Mittels bei akuten Zuständen beleuchtet.

(Nash)

Fall 96: Rheumatismus

G. S. van Huesen, Ex-Sheriff von Cortland County, etwa 60 Jahre alt, mager, nervös, aktives Temperament, bekam Rheuma, nachdem er *trockener, kalter Luft* ausgesetzt war. Es begann in den Füßen und Knöcheln. Sie waren *geschwollen, rot* und sehr schmerzhaft, was dem Patienten laute Schreie abnötigte. Schneller Puls und hohes Fieber. Er hatte große Angst, Ruhelosigkeit und wechselte dauernd die Lage, obwohl es ihm weh tat. Er war in großer *Furcht*, dass es sich über den ganzen Körper ausbreiten und ihn töten werde. Er wollte *etwas*, um diesen *Schmerz* zu beruhigen (er verlangte Morphium). So konnte ich ihm ein Pulver *Sacch-l.* auf die Zunge geben und *Aconitum* C30 in Wasser auflösen. Ich wies die Tochter an, ihrem Vater halbstündlich einen Teelöffel voll zu geben, bis er Erleichterung verspüre. In zwei Stunden war er eingeschlafen, hatte eine gute Nacht, und am nächsten Morgen war die Schwellung um die Hälfte kleiner geworden und alle anderen Symptome entsprechend gebessert. Die Heilung vollzog sich schnell und vollständig.

(Nash)

Jede akute Entzündung mit *diesen Symptomen* muss durch *Aconitum* günstig beeinflusst oder geheilt werden, besonders im ersten Stadium oder bevor das Exsudationsstadium eingetreten ist.

Aber nun geben Sie acht, was ich sage, wenn *diese Symptome* vorliegen. Ich möchte Sie vor dem Fehler bewahren, *Aconitum* bei beginnenden entzündlichen Erkrankungen unterschiedslos zu verordnen. Der nachlässige Routinismus, in unseren Kreisen zu alltäglich geworden, kann nicht scharf genug verurteilt werden. Der Praktiker, der im ersten Stadium dieser Erkrankungen nicht zwischen *Aconitum*, *Belladonna*, *Ferrum phosphoricum*, *Gelsemium*, *Chamomilla* usw. unterscheiden kann, verdient die schärfste Verurteilung.

Zusammenfassung

1. *Furcht*, vor dem Tod, vor Menschenmengen, nach draußen zu gehen usw.; *immer voller Angst*; chronische Folgen von Schreck.
2. Beschwerden durch Einwirkung von trockener kalter Luft.
3. Blutandrang und Entzündungen; akut; erstes Stadium; mit großer Angst, unerträgliche Schmerzen; Hitze und Ruhelosigkeit; wirft sich in Qualen hin und her; wirft die Bettdecke weg.
4. Schmerzen unerträglich, < nachts, besonders abends; Neuralgien.

5. Gesicht rot und errötend, wird aber blass beim Aufrichten, eine Wange rot.
6. Hauptlokalisation Larynx (Krupp), Bronchien, Lungen, Pleura, Gelenke, Hitze und Kreislauf.
7. *Modalitäten*: < am Abend (Schmerzen und Brustsymptome); Liegen auf der linken Seite; im warmen Raum oder durch warmes Zudecken; > durch Aufdecken, stößt oder wirft die Tücher weg.

Sabadilla

Fall 97: Schnupfen

Miss E., 23 Jahre alt, Buchhalterin, ziemlich groß, dünn, sich jedoch für gesund haltend, klagt über ein einziges, schon lange andauerndes und sie sehr störendes Symptom:

Seit ihrem 14. Lebensjahr leidet sie unter Anfällen von Niesen und Tränenfluss. Der leichteste Temperaturwechsel, die geringste Irritation bringen heftige Anfälle von Niesen, Tränenfluss und wässrigem Schnupfen. Der Wechsel von einem Zimmer ins andere, ein Luftzug, das Öffnen einer Tür, Kaltwerden der Hände oder ein helles Licht, das in die Augen fällt, waren alles hinreichende Möglichkeiten, um einen Anfall auszulösen. Wenn solche Auslöser fehlten, kam es trotzdem zu gelegentlichen Anfällen. Da waren kein organischer Katarrh, keine Absonderung (außer zur Zeit der Anfälle) und keine Symptome sonstiger Art, die danach übrig blieben. Keine Kopfschmerzen, keine Menstruationsbeschwerden, keinerlei Schmerzen, kein Wehtun, keine Modalitäten außer den oben genannten in Bezug auf das Niesen. *Sabadilla* C200, ein paar Pulver, heilten vollständig und dauerhaft.

Anmerkung

Dieser Fall war für einen pathologisch orientierten Verschreiber oder für einen Allopathen absolut hoffnungslos. Die Pathologie ist kein Geheimnis und fast jeder, wenn er genügend über sie wüsste, könnte in gelehrten Worten über sie sprechen. Es wäre eine Beschreibung, wie Reizungen im Kindbett, kaum wahrnehmbar und gering, aufgenommen von Ästen der sympathischen Nerven und über völlig unbekannte Wege zu den Nasenschleimhäuten weitergeleitet, einen unangemessenen Zufluss von Blut, Schwellung und Reizung der Kieferhöhlenschleimhäute bewirkte. Dadurch würde ein anderer Reflex ausgelöst, der nun den ganzen komplexen Mechanismus einer Reizung in Gang setzte, wodurch eine machtvolle Zusammenziehung des Zwerchfells einträte. Dadurch würde ein inhomogener Luftstrom durch die Nasenwege ausgestoßen, begleitet von einer Anregung des Tränenapparates, die reichlichen Tränenfluss hervorriefe, und von einer ähnlichen Stimulation der Nasenschleimhäute, die den reichlichen Fluss einer wässrigen Sekretion aus der Nase bewirke, zum großen Nachteil vieler feiner Leinentaschentücher. Was sind dies alles außer Worte, leere Worte? Miss Eberle könnte vierzig Mal durch diesen Prozess gehen, während der Pathologe einen Nieser beschreiben würde. Wie könnte dieses tief schürfende Verständnis des pathologischen Prozesses zeigen, dass *Sabadilla* das Heilmittel ist? Ich überlasse dieses Problem der frommen Aufmerksamkeit der Verfechter der Pathologie, des Epsomsalzes, Rizinusöls und Kalomels. Was das homöopathische Mittel betrifft, so sind das Niesen, der Tränenfluss und die dünne Nasenabsonderung charakteristisch. Ich betrachte es als einen Fehler in unserer Materia medica, dass sie dieses wichtige Merkmal von *Sabadilla* nicht mit dem nötigen Nachdruck hervorhebt. In den Tagen, als die Allopathen lieber galenische Arzneimittel verwendeten als Kohlenteerprodukte, war *Sabadilla* von erheblicher Bedeutung als ein Antiparasitikum und wurmtreibendes Mittel. Wie fast alle Mittel der alten Schule, die älter als ein Jahr sind, ist es ungebräuchlich geworden, wurde aber in der letzten Pharmakopoe für die

Herstellung des Alkaloids Veratrin, für das es die Quelle ist, beibehalten. Die gegenwärtige Pharmakopoe hat es völlig fallenlassen und enthält nur sein Alkaloid. Ich weiß aus Erfahrung, dass es unmöglich ist, *Sabadilla*-Samen zu Pulver zu verreiben, ohne Vorsichtsmaßnahmen gegen das Einatmen des Staubes zu treffen, weil es heftige Zustände hervorrufen kann. Das Alkaloid hat dieselbe Eigenschaft, aber in milderem Grade.

Es wird behauptet, dass der berühmte Schneeberger Schnupftabak seine Eigenschaft, heftiges Nasenkitzeln hervorzurufen, einem Anteil von *Sabadilla* in seiner Zusammensetzung verdankt.

Sabadilla ist fast ein Polychrest und wahrscheinlich 20 Mal angezeigt, wo es nur einmal verordnet wird. Ich zweifle nicht daran, dass, wenn *Ipecacuanha, Pulsatilla* und *Lachesis* häufig nützlich sind, um einen Fall im Zickzackkurs zur Gesundheit zu bringen, *Sabadilla* viel kräftiger und direkter seine Heilarbeit verrichten würde als jedes der erwähnten Mittel. Die Ähnlichkeiten und Unterschiede zwischen *Sabadilla* und *Lachesis* sind ein sorgfältiges Studium wert.

In der Materia medica finden wir folgende Symptome von *Sabadilla*, die ihre Heilkraft in Richtung zu den Symptomen von Miss E. zeigen:

„Tränenfluss, schlimmer beim Gehen in frischer Luft oder beim Ins-Licht-Sehen; Niesen, Husten oder Gähnen; Tränenfluss, sobald in einem anderen Körperteil auch nur der geringste Schmerz empfunden wird, z.B. in der Hand."

„Lidränder gerötet."

„Krampfartiges Niesen; wässriger Schnupfen."

„Immer ein Nasenloch verstopft; Jucken der Nase."

„Von Zeit zu Zeit heftiges Niesen, den Bauch schüttelnd, gefolgt von Tränenfluss."

„Schnupfen mit heftigen Stirnschmerzen und Röte der Augenlider; heftiges krampfartiges Niesen, Grippe und Tränenfluss, wenn er in die frische Luft geht. Husten mit Tränenfluss."

(J. B. S. King)

Fall 98: Malaria, mit Nachweis von Plasmodien

Eine gut ernährte, kräftige junge Frau, von etwa 28 Jahren, dunkles Haar, dunkle Augen, dunkle Haut, bei ihrer zweiten Niederkunft. Sie hat ein feines Gemüt und eine charmante Veranlagung und hatte daher die Fähigkeit, sich während der kritischen Feuerprobe starker Wehen ruhig zu verhalten. Gegenwärtig zeigte sich folgender Zustand: Zervix zu drei Viertel erweitert, Fruchtblase geplatzt, eine rechte Braue sichtbar, welche sich später als ganzes Gesicht zeigte. Die Wehen dauerten schon mehrere Stunden, die Schmerzen waren hart und quälend und hielten ohne Unterbrechung an, wobei der Geburtsvorgang jedoch nicht voranging. Etwa fünf Stunden, nachdem ich sie gesehen hatte, sistierten die Wehen.

Bald nachdem das zweite Stadium der Wehen beendet war, klagte die Patientin über Kälte am ganzen Körper, die kurz darauf in einem furchtbaren Frost endete.

Die Luft war heiß und schwül in dieser Julinacht. Die Hitze des Zimmers, die Anstrengung der Geburt, das übermäßige Schwitzen, der Luftzug, der über die Patientin strich, die mit einem schweißnassen Betttuch bedeckt war, das Nachlassen der geistigen Spannung, all das, so glaubte ich, musste zu den Ursachen dieses Schüttelfrosts gezählt werden. *Aconitum* wurde gegeben, wie es schien mit gutem Ergebnis. Nach dem Ende des dritten Wehenstadiums war eine weitere Beobachtung meinerseits nicht mehr nötig, und die Patientin wurde der Obhut der Krankenschwester überlassen. Diese rief mich etwa eine Stunde, nachdem ich den Kreißsaal verlassen hatte, um mir mitzuteilen, dass die Patientin 40,5°C Fieber habe und in mächtiger Gemütserregung sei. Ich trat an das Bett der Kranken und fragte sie nach ihren Empfindungen, da ich hoffte, damit ein geeignetes Mittel zu finden, welches dieses außergewöhnliche Phänomen abdecken könnte, das so schnell nach dem Ende der Wehen eingesetzt hatte. Die Patientin klagte über Kopfschmerzen in Stirn und Hinterkopf, mit Schwindel, als ob sie wegschwebe. Kältegefühl im Rücken, aufwärts ziehend. Taubheit und Zittern des Körpers und der Extremitäten.

Kein Durst. Feuchte heiße Haut. Rascher und schnellender Puls. Langsame Geistestätigkeit. Mühsam zu bewegende Zunge. Wegen dieser Gruppe von Symptomen dachte ich an *Gelsemium*, gab es ihr aber nicht, weil ich darauf baute, dass *Aconitum* der Patientin wenigstens einstweilig helfen werde. Sie hatte vor Beginn der Wehen und in den Wochen zuvor keine veränderten Empfindungen wahrgenommen, welche für die Manifestation dieser Krankheit hätten einen Anhaltspunkt geben können. Bevor ich die Patientin an diesem Morgen wieder verließ, sagte sie, dass es ihr besser ginge. Der Tag verlief ohne neue Entwicklungen. *Gelsemium* wurde ihr für eine spätere Gabe da gelassen, falls notwendig. Am folgenden Morgen kam es etwa zur gleichen Zeit, in der der vorherige Frost eingesetzt hatte, zu einem leichten Frost. Es entwickelte sich ein Fieber, das bis zum Ende des Vormittags, als ich sie sah, anhielt. Die Situation hatte sich seit dem gestrigen Tag insofern verändert, als eine Empfindlichkeit im Abdomen aufgetreten war, mit Schmerzen bei Druck, etwas Tympanie und einem Sistieren der üblichen örtlichen Absonderungen. Ich hielt es nun für ratsam, eine Untersuchung des Uterus vorzunehmen. Danach wurde eine Kürettage beschlossen und durchgeführt, die aber keine Zeichen für eine Infektion im Geburtskanal als Ursache für diese Erkrankung erbrachte.

Am dritten Morgen nach der Geburt kam es erneut zu fürchterlichem Frost und Fieber, wobei letzteres den größeren Teil des Vormittags anhielt. Eine leichte Empfindlichkeit, der Schmerz und die Tympanie blieben bestehen. Der vierte Morgen war praktisch eine Wiederholung des dritten. Zusätzlich hatte die Erkrankung nun einen Wechsel in der Erscheinung der Patientin verursacht, erkennbar an der Hautfarbe und einer deutlichen Erschöpfung. Ich erkannte, dass ich ein schweres Problem zu lösen hatte, um die Leidende von dieser schwächenden Erkrankung zu heilen, und dass so bald wie möglich etwas getan werden musste, um den Fortgang der Krankheit aufzuhalten.

Die Familie bekam Angst wegen ihrer Prognose und suchte schnelle Hilfe für die Leidende. Von dem Ehemann und den

Angehörigen wurde nach einem erfahrenen Geburtshelfer gefragt, und ich beugte mich diesem Ansinnen. In der medizinischen Literatur sind Fälle von inaktiven Beckenabszessen aufgeführt, die von einer früheren, spezifischen oder anderen Infektion herrühren und „schlafend" bleiben, bis sie durch den Pressdruck der Wehen aktiv werden. Einige reagieren sofort und andere folgen innerhalb von drei Tagen bis zu mehreren Wochen nach der Geburt. In diesem speziellen Fall hatte ich keine genaue Kenntnis, um eine vorangegangene Infektion auszuschließen, die zu einem latenten Abszess hätte führen können. Deshalb hielt ich mich an die Theorie, dass ein Abszess die Ursache der Beschwerden sein könnte, was sich von der Überlegung her teilweise durch den Verlauf der Behandlung bestätigte, obwohl ihr Gesundheitszustand während der Schwangerschaft gut gewesen war.

Eine Infektion kann durch das Pflegepersonal auf den Patienten übertragen werden, eine allgemeine Quelle für solch unglückliches Geschehen. Sie kann auch durch die lästige Einmischung von Leuten, die nicht das Recht dazu haben, eintreten. Ich hatte einen solchen Fall, bei dem eine Krankenschwester auf Bitten der Patientin wiederholte Vaginaluntersuchungen durchführte, und dies ohne mein Wissen, bis es zu einer Infektion gekommen war. Dass ich selbst die Ursache gewesen sein könnte, hätte im Bereich des Möglichen liegen konnen, und doch war ich in den Wochen zuvor keiner Infektion jedweder Art ausgesetzt gewesen, weder in meiner privaten Praxis noch in der Klinik. Es ist schon immer meine Angewohnheit gewesen, in Bezug auf meine persönliche Sauberkeit strenge aseptische Vorsichtsmaßnahmen durchzuführen. Keine digitale Untersuchung des Geburtskanals wird durchgeführt, ehe nicht Arme, Hände, Finger und besonders die Fingernägel gründlich gebürstet sind, um die geringste Möglichkeit einer Infektionsübertragung auszuschließen.

Bevor der Konsiliarius kam, um die Patientin zu sehen, wollte ich eine erneute, gründliche, allgemeine Untersuchung und Untersuchung der Gebärmutter vornehmen, einschließlich Kürettagen, ebenso eine Blutuntersuchung. Ersteres wurde sofort durchgeführt, aber es wurde nichts gefunden, was zusätzlich zu den bekannten Tatsachen der Erwähnung wert gewesen wäre.

Die Tatsache, dass ich Erfahrung mit Blutuntersuchungen hatte, um zweifelhafte Zustände ähnlichen Charakters zu klären, veranlasste mich, es in diesem Fall gleichzutun. Dass sie die Diagnose nur bestätigen würden, war anzunehmen, doch was für eine Erleichterung für das Gemüt, in einem Fall mit dieser Art von Komplikation auch jene Beruhigung zu haben. Ich tat es, und zu meiner Genugtuung wurde Plasmodium malariae in großer Zahl und in verschiedenen Entwicklungsstadien gefunden, was klar bewies, dass es sich um eine Malariaerkrankung handelte und nicht um eine Infektion als Folge der Geburt. Ich war zufrieden, da nun ein intensiveres, auf das Finden des indizierten Mittels gerichtetes Studium und seine Anwendung die Patientin erfolgreich heilen und die Hoffnung aller Beteiligten wieder heben würde.

Der herkömmliche Weg, einen Fall wie diesen zu behandeln, ist die Verabreichung großer Dosen von *Chinin* und die Mehrheit der Ärzte hätte diese Arznei ohne Rücksicht auf Konsequenzen gewählt und verabreicht. Ist es nicht entschieden besser, eine Krankheit zu heilen statt sie zu unterdrücken?

Warum Leber, Milz und Blut mit einer Droge anfüllen, die lange Zeit braucht, um aus dem Körper wieder zu verschwinden? Es gibt Fälle, und sie sind nicht selten, bei denen die Droge nie wieder aus dem Körper entfernt werden kann, sondern sie bleibt in Form einer Chininkachexie.

Weshalb nicht Hahnemanns Lehren als Therapiegrundlage akzeptieren und anwenden, wo immer Leben und Gesundheit, in Gegenwart und Zukunft, auf dem Spiele stehen? Er erklärt: „Das höchste Ideal der Heilung ist die schnelle, sanfte, dauerhafte Wiederherstellung der Gesundheit, oder Hebung und Vernichtung der Krankheit in ihrem ganzen Umfange auf dem kürzesten, zuverlässigsten, unnachtheiligsten Wege, nach deutlich einzusehenden Gründen."[15] Das Krank-

---

15 *Organon*, 6. Auflage, § 2 (Anm. d. Übers.)

heitsbild zeigte sich durch die im Folgenden aufgeführten, hervorragenden und charakteristischen Symptome. Die Verschreibung, welche die Patientin heilte, basierte auf ihnen.

Der Frost beginnt um 2 Uhr früh, jede Nacht, zu regelmäßiger Stunde.

Der Frost beginnt in den unteren Extremitäten und steigt aufwärts.

Der Frost dauert lange.

Der Frost ist heftig und erzeugt Ängste im Patienten.

Das Fieber dauert lange.

Reichlicher Schweiß am ganzen Körper, der lange anhält.

Wenig oder gar kein Durst während Frost, Fieber und Schweiß.

Nach Vergleich mit einigen Mitteln wurde *Sabadilla* gewählt, welches gegeben wurde und schnell alle pathologischen Symptome beseitigte.

Es gab auch nicht die geringste Wiederkehr irgendeines Symptoms, weder am nächsten Morgen noch sonst. Die Patientin erholte sich gut nach diesem einzigen Mittel. Mein Konsiliarius erklärte diese Krankheit zu einer Pyämie. Ich fragte ihn, worauf er seine Diagnose stütze, und er antwortete, auf die Krankengeschichte und die Tympanie. Ich machte ihn auf meine Blutuntersuchung aufmerksam und dass *Plasmodien* gefunden worden waren, was eine Malaria bewies, er wollte aber nichts davon hören. Mein Grund, auf die angegebene Weise zu verfahren, war der Wunsch, lieber etwas zu tun als zu unterlassen, was mir helfen konnte, etwas über die Ätiologie der Krankheit zu erfahren. Ich bin mir wohl bewusst, dass mein Vorgehen nicht in Übereinstimmung mit der Lehre der Hahnemann'schen Homöopathie war (ich denke schon, Nash). Ich bin mir ebenso bewusst, dass die Untersuchung des Uterus und des Blutes mir kein Jota helfen würden, um eine homöopathische Verordnung treffen zu können (richtig, Nash). Aber ich hatte zu meinem Schutz ein fragloses Recht, und nebenbei empfand ich es als meine Pflicht, bezüglich einer Diagnose genaue Untersuchungsmethoden einzusetzen, wenn diese für die Patientin nicht schädlich waren und die Behandlung nicht beeinträchtigten. Außerdem wurde durch dieses Vorgehen der gute Wille und das künftige Wohlwollen der Familie und der Freunde erhalten, was der Überlegung wert war (wieder richtig, Nash).

Die mikroskopische Blutuntersuchung zeigte, worauf das störende Element beruhte und hätte sie am ersten Tag der Manifestation der Krankheit stattgefunden, wären die nutzlose Untersuchung der Gebärmutter und die Kürettage nicht durchgeführt worden. Sie wären nicht nötig gewesen und hätten nicht gemacht werden dürfen.

(E. E. Reininger)

Dies ist ein bemerkenswert gut dokumentierter Fall, obwohl recht lang. Wir haben nicht alle Bemerkungen des Arztes zur Verteidigung seines Vorgehens wiedergegeben, von dem wir nicht glauben, dass es verteidigt werden muss. Wir möchten jedoch die Aufmerksamkeit unserer Leser auf einige Punkte lenken. Ich sagte in meiner Diskussion dieses Papiers: „Mir fiel auf, dass der Arzt, nachdem er das Plasmodium entdeckt und sich überzeugt hatte, dass es Malaria war, sich hinsetzte und das Mittel studierte, das die *Symptome* abdeckte und schließlich doch auf die *alte homöopathische Weise* heilte. Warum tat er das nicht, bevor das Plasmodium nachgewiesen war? Beide, der Fallbericht und Dr. King (der einen ähnlichen Fall geheilt hatte) anerkannten, dass das Plasmodium ihnen nicht half, das Mittel zu finden. Ich habe nichts daran auszusetzen, mit wissenschaftlichen Mitteln die Diagnose zu finden, und ich glaube, dass es unsere Pflicht ist, alles Wesentliche über unsere Fälle zu wissen zum Zweck der Diagnose, Prognose, für hygienische Anordnungen usw. Aber diese Dinge, so wertvoll sie auch sind, dürfen nicht in das Feld der symptomatischen Wahl unserer Mittel eindringen. Diese liegen oft außerhalb der Symptome, auf die sich die Diagnose stützt. Die winzigen Symptome, die scheinbar trivial sind, die der Aufmerksamkeit der Diagnostiker entgehen, sind oft die wichtigen für die Mittelwahl.

(Nash)

Der erste Fehler in diesem Fall war das Nichterfassen des Falles in seiner *Symptomatologie*. Und wer macht diese Fehler nicht? Narren machen keine Fehler, aber weise Menschen machen sie, und ich ziehe es vor, der letzteren Klasse zugeordnet zu werden, wie Dr. Reininger. Blut-, Urin-, Stuhl-, Sputumuntersuchungen sind richtig, und weder Hahnemann noch seine Nachfolger haben sie jemals ignoriert, so weit sie fähig waren, sie zu verstehen. Alles muss zum vollen Verständnis des Falles, so weit es geht, in Betracht gezogen werden, aber zum Zweck der Verschreibung ist die Symptomatologie führend.

(Nash)

Fall 99: Malaria

Der Patient ist seit mehr als drei Monaten ans Bett gefesselt. In dieser Zeit wurde er eine Woche lang von einem Arzt außerhalb des Krankenhauses (Cook Country Hospital, Chicago) behandelt, der große und häufige Dosen *Chinin* verordnete, ohne Besserung. Er ist dann über zwei Monate im Krankenhaus gewesen, bevor ich für ihn verschrieb. In all der Zeit hatte er unter Medikamenteneinfluss gestanden, so dass ich Arzneisymptome nicht mehr klar von Krankheitssymptomen unterscheiden konnte, als ich ihn zum ersten Mal sah. Alle Medikamente wurden abgesetzt und eine Woche lang nur *Placebo* gegeben. Während dieser Zeit besuchte ich den Patienten jeden Tag zehn bis fünfzehn Minuten lang, machte Notizen und studierte seinen Zustand.

Ich erhielt die folgende Gruppe von Symptomen, die klar die Individualität der Krankheit anzeigte und auf die sich die Verordnung begründete, die den Patienten von allen pathologischen Erscheinungen befreite:

1. Der Frost begann immer in den Füßen und stieg nach oben; sobald das frostige Gefühl die Wirbelsäule erreichte, begann ein heftiges Schütteln des ganzen Körpers.

2. Der Frost kam mit pünktlicher Regelmäßigkeit zweimal in 24 Stunden.
3. Hitze und Fieber zeigten ihre größte Intensität in Kopf und Gesicht.
4. Der Schweiß war reichlich, dauerte den ganzen Nachmittag und die Nacht, so dass das Bettzeug in 24 Stunden zwei- bis dreimal gewechselt werden musste.
5. Nur sehr wenig Durst während Frost, Fieber und Schweiß.

Entsprechend dieser Kombination, diesem Zustand und den Symptomen wurde *Sabadilla* gewählt.

Am ersten Tag nach der Einnahme war der Frost etwas milder als gewöhnlich und der Patient sagte, dass er sich besser fühle. Am zweiten Tag war der Frost noch milder. Am dritten Tag war der Frost noch weniger und am vierten gar nicht mehr vorhanden. Von diesem Tag an traten keine Frostanfälle mehr auf, und es kam zur schnellen Genesung. Nach zwei Wochen wurde der Patient Stationshelfer und half den Krankenschwestern in der Abteilung. In dieser Stellung leistete er mehr als drei Monate lang zuverlässige Arbeit. Er war immer voller Dank für seine Heilung. Am Ende dieser Zeit wurde er auf eigenen Wunsch entlassen.

Nach der ersten Verschreibung durch mich hatte er während seines Krankenhausaufenthalts als Stationshelfer kein weiteres Mittel mehr erhalten. Vor dieser Verschreibung waren ihm neunzehn verschiedene Medikamente im Krankenhaus gegeben worden, alle ohne Erfolg. Die überlassene Krankenakte berichtet ausführlich darüber.

(Reininger)

Ein Blick in die *Enzyklopädie der Reinen Arzneimittellehre* zeigt, wie gründlich und kundig die beiden Ärzte King und Reininger das Mittel auswählten und liefert uns unsere

Zusammenfassung

1. Frost mit pünktlicher Periodizität (*Cedron*).
2. Frost beginnt unten in den Füßen und breitet sich nach oben aus.

3. Sehr wenig Durst während Frost, Fieber und Schweiß (*Nux vomica*).
4. *Reichliches* Schwitzen.
5. Halsschmerzen, die auf der linken Seite beginnen (*Lachesis*).
6. Anfälle von heftigem Niesen, schütteln das ganze Abdomen, mit reichlicher Absonderung aus der Nase und Tränenfluss, besonders in frischer Luft, bei hellem Licht, beim Husten, Gähnen oder bei Schmerzempfindungen in anderen Körperteilen.

Mezereum

Fall 100: Trigeminusneuralgie (Tic douloureux)

Mr. F. M. B., 50 Jahre alt, hat seit fast 30 Jahren eine Trigeminusneuralgie. Seine Mutter und ein Bruder litten an derselben Krankheit. Der Schmerz beginnt nahe der Wurzel des Eckzahns oben links, erstreckt sich zur Nasenwurzel, nach oben in das linke Auge und manchmal zum Scheitel. Er kommt wie ein Blitz, dauert eine wechselnde Zeit lang und geht so schnell, wie er kam. Er wird schlimmer durch die leiseste Bewegung der angrenzenden Teile, durch Sprechen, Essen, leichte Berührung, selbst Berührung des Schnurrbarts. Er ist schlimmer im Wind, gleich ob kalt oder warm, wahrscheinlich weil dieser ein Vibrieren des Schnurrbarts erzeugt. Manchmal kommt er bei der ersten Bewegung am Morgen. Selten kommt er nachts im Liegen. Der Schmerz wird in geringem Maße durch harten Druck gelindert und gelegentlich, wenn auch nicht oft, durch Wärme. Während des Schmerzes rinnen vom Auge der betroffenen Seite Tränen über die Wange, und nach dem Anfall juckt der Augapfel. Vom 24. Januar 1906 bis Juni desselben Jahres erhielt der Patient *Magnesia phosphorica, Sepia, Magnesia carbonica* und *Spigelia* mit sehr geringem, wenn überhaupt mit irgendeinem Nutzen, und schließlich war er entmutigt und kehrte zu seinem Arzt der alten Schule zurück.

Ich hörte von anderen, dass er weiterhin Anfälle von quälenden Schmerzen hatte und dass sein Nervensystem unter dieser starken Belastung allmählich nachgab.

Gleichwohl erhielt ich im frühen Juni eine Nachricht, dass Mr. B. mich in seiner Wohnung in Evanston zu sehen wünschte. Als ich dort ankam, fand ich den armen Mann mitten in einem schweren Anfall seiner alten Neuralgie, völlig entmutigt und am Rande einer nervösen Erschöpfung. Durch die Überredungskunst einiger seiner Freunde wollte er es doch noch einmal mit der Homöopathie versuchen, da er von jeder anderen Behandlungsart keine Besserung erfahren hatte.

Die Symptome waren praktisch dieselben, wie die oben erwähnten, außer dass es nun keine Linderung mehr durch Hitze oder Druck gab. Die Folgen von geringer Bewegung der Lippen oder der Zunge waren heftiger, so dass die Anfälle selbst durch Saugen oder sogar Schlucken fast ausnahmslos erneuert wurden.

Aber es waren nun zwei neue Symptome hinzu gekommen, Jucken der betroffenen Teile vor dem Schmerz und Prikkeln und Jucken danach. Er wusste immer im Voraus, wann der Schmerz kommen würde, weil die Seite des Gesichts oder der Oberlippe zu jucken begannen. Dies ließ den Fall in einem neuen Licht erscheinen. Ein kurzer Blick in das Repertorium zeigte, dass *Mezereum* das einzige Mittel war, das die ganze Gruppe der Symptome deckte. Er bekam die C30, alle drei Stunden eine Gabe, bis der Schmerz nachließ, dann in längeren Intervallen. Die Wirkung zeigte sich fast augenblicklich, und die Besserung ging weiter, so dass er bald eine einmonatige Urlaubsreise nach Santa Catalina vor der Küste Kaliforniens antreten konnte.

(H. Farrington)

Dies sind unsere 100 Fälle, über die im Vorwort noch mehr gesagt ist.

Index

Vorbemerkungen

Zu schnelleren Übersicht habe ich es für das Beste gehalten die drei Abteilungen: Mittel, Erkrankung und Autor in den Index aufzunehmen.

Auf das Risiko hin, als Egoist beschuldigt zu werden, habe ich mehr von meinen eigenen Fällen gebracht als von anderen Autoren. Mein Grund hierfür ist, dass diese Fallsammlung eine Art Begleitbuch zu meinem *Leitsymptome in der homöopathischen Therapie* sein soll. Von einem solchen würde natürlich auch erwartet, dass ich meine eigene Erfahrung mit der klinischen Anwendung der behandelten Mittel darstellte, bestätigt durch einige Erfahrungen von vielen anderen, die zu solchen Zeugnissen berechtigt sind.

Lassen Sie mich hier noch einmal ernstlich meine Leser bitten, nicht zu versäumen, das Vorwort zu lesen. Es erklärt, warum weitere, genauso gute Mittel, nicht in dieses Werk aufgenommen wurden.

Die Mittel in alphabetischer Reihenfolge

Die Fälle in alphabetischer Reihenfolge

Die Autoren in alphabetischer Reihenfolge